脳が若返る思い出しテスト

京都を旅する
脳トレ
健康ブック

京都イラストマップ①

一度は訪れたい
京都の世界文化遺産

「古都京都の文化財」として1994年に登録された、京都にある17の世界遺産をご紹介。
※詳しくは87ページをご参照ください。

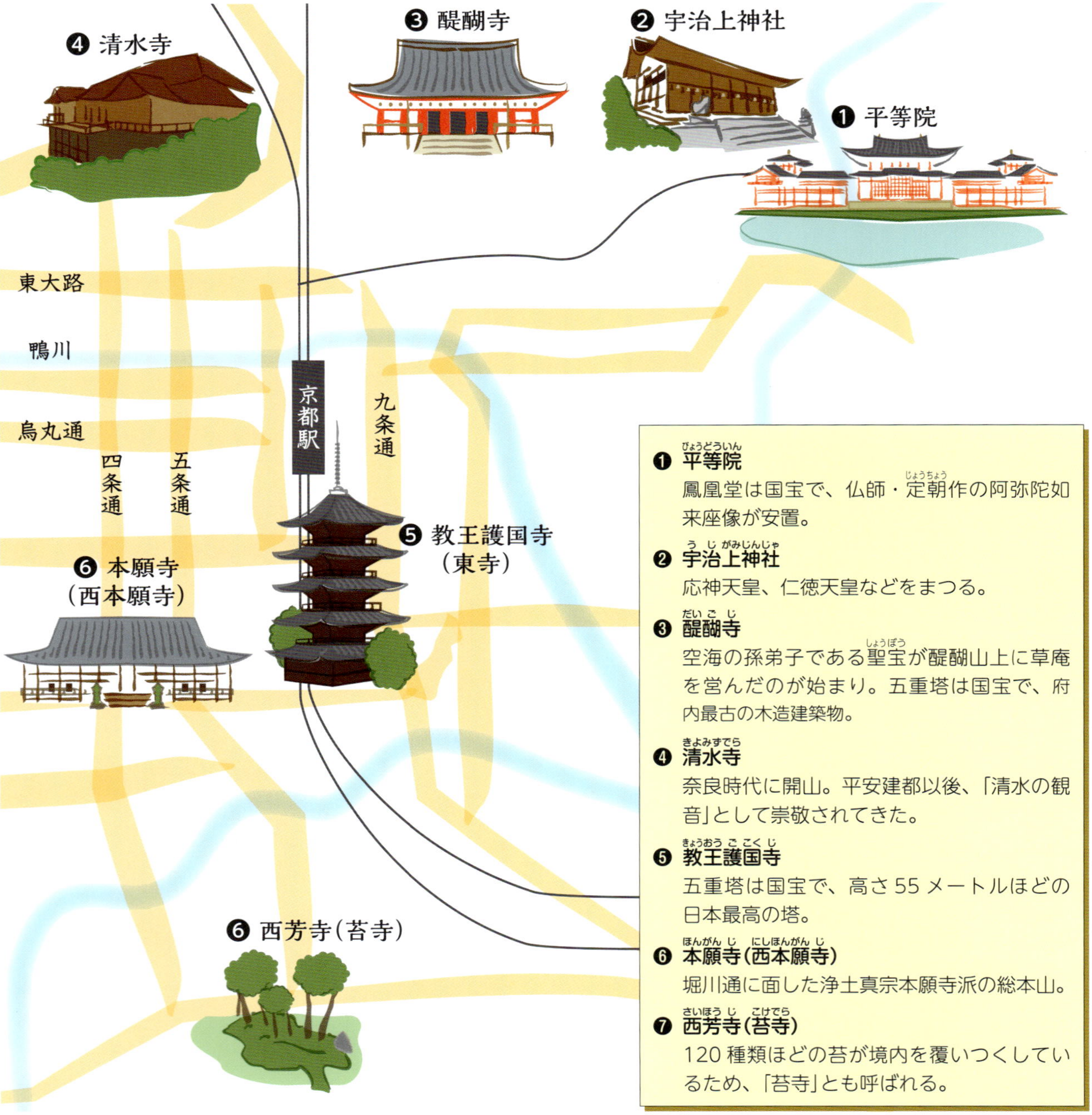

❶ **平等院《びょうどういん》**
鳳凰堂は国宝で、仏師・定朝《じょうちょう》作の阿弥陀如来座像が安置。

❷ **宇治上神社《うじがみじんじゃ》**
応神天皇、仁徳天皇などをまつる。

❸ **醍醐寺《だいごじ》**
空海の孫弟子である聖宝《しょうぼう》が醍醐山上に草庵を営んだのが始まり。五重塔は国宝で、府内最古の木造建築物。

❹ **清水寺《きよみずでら》**
奈良時代に開山。平安建都以後、「清水の観音」として崇敬されてきた。

❺ **教王護国寺《きょうおうごこくじ》**
五重塔は国宝で、高さ55メートルほどの日本最高の塔。

❻ **本願寺《ほんがんじ》（西本願寺《にしほんがんじ》）**
堀川通に面した浄土真宗本願寺派の総本山。

❼ **西芳寺《さいほうじ》（苔寺《こけでら》）**
120種類ほどの苔が境内を覆いつくしているため、「苔寺」とも呼ばれる。

❽ **延暦寺《えんりゃくじ》**

延暦７年(788年)、標高848メートルの比叡山に伝教大師・最澄が根本中堂を建立。

❾ **慈照寺《じしょうじ》(銀閣寺《ぎんかくじ》)**

足利義政が開いた山荘。「東山文化」の代表的な存在。

❿ **賀茂御祖神社《かもみおやじんじゃ》(下鴨神社《しもがもじんじゃ》)**

境内には史跡に指定されている糺の森、御手洗川、みたらし池がある。

⓫ **賀《か》茂《も》別雷《わけいかづち》神社《じんじゃ》(上《かみ》賀《が》茂《も》神社《じんじゃ》)**

豪族・賀茂氏を氏神とした神社。

⓬ **鹿苑寺《ろくおんじ》(金閣寺《きんかくじ》)**

「北山文化」の象徴的な建造物。足利義満が「北山殿」と呼ぶ別邸をおいたのが始まり。

⓭ **二条城《にじょうじょう》**

徳川家康が京の宿として落成した城。家康と豊臣秀頼の会見した場所としても有名。

⓮ **龍安寺《りゅうあんじ》**

史跡・特別名勝に指定された枯山水庭園が有名。

⓯ **仁和寺《にんなじ》**

『徒然草』『方丈記』などの古典にも登場する有名な寺院で、皇室とのゆかりも深い。

⓰ **天龍寺《てんりゅうじ》**

京都五山の一位の禅寺で、方丈裏の庭園は史跡・特別名勝。池泉回遊式庭園も有名。

⓱ **高山寺《こうざんじ》**

境内は国の史跡に指定され、紅葉の名所としても有名。

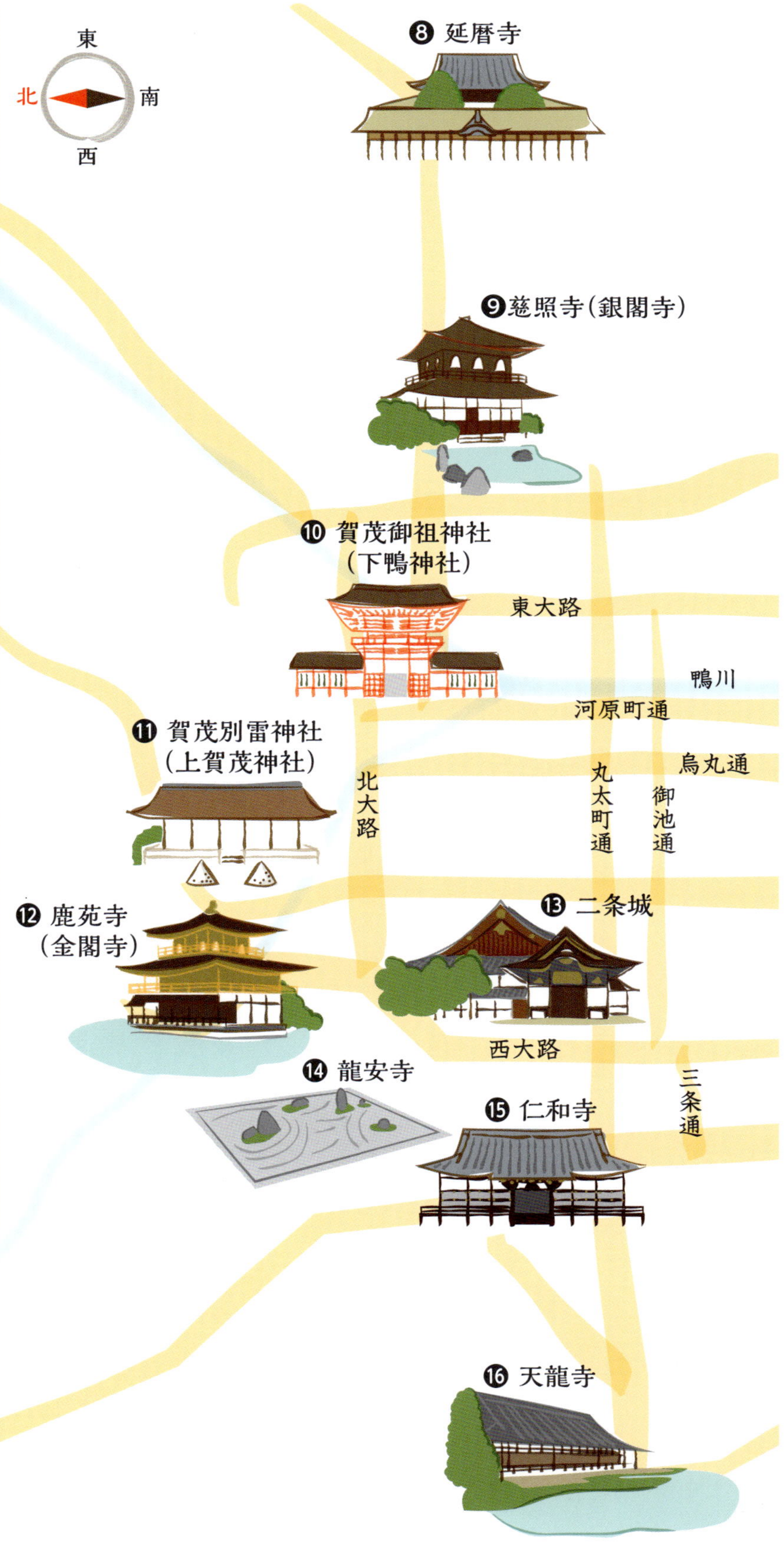

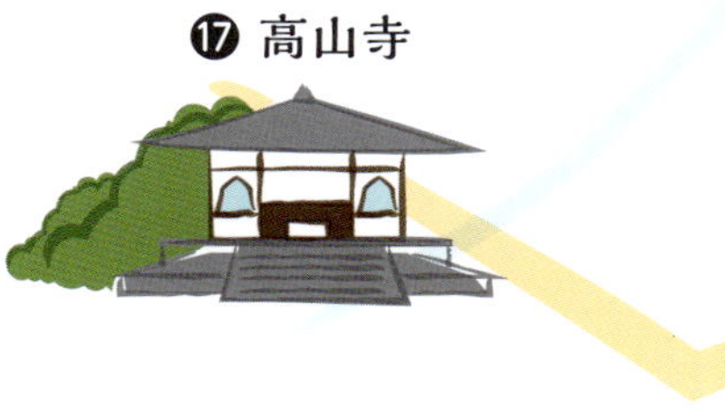

注）このイラストは地図をもとに作成しておりますが、実際とは異なる場合もあります。

京都イラストマップ②

世代を超えて愛される
京都の人気スポット

多くの観光客が訪れる人気スポット・ベスト6をご紹介。

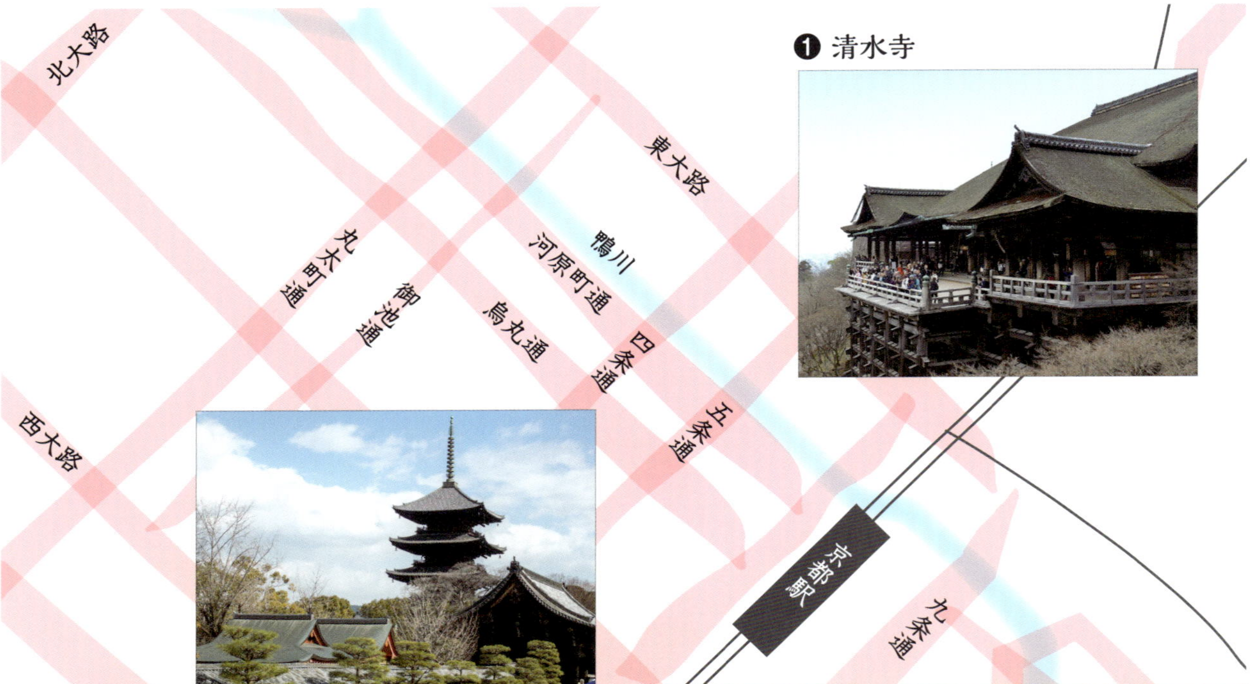

❶ 清水寺

❷ 教王護国寺
（東寺）

❸ 西芳寺
（苔寺）

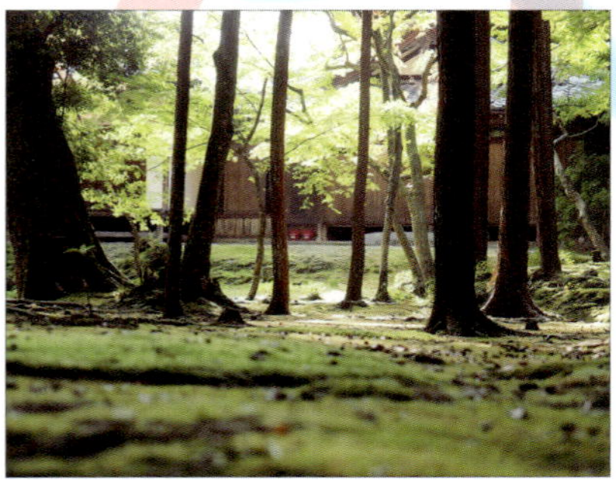

❶ 清水寺

「清水の観音」として昔から参詣者が絶えない。断崖の上にせり出している本堂は、国宝に指定。ここからの見晴らしは、市内を一望できる抜群の眺望。境内には重要文化財の堂塔が 15 も建ち並ぶ。

❷ 教王護国寺

国宝の五重塔は、高さ 55 メートルもある日本最高の塔。重要文化財の講堂の中には、現存する最古の密教関係の資料が多い。境内にある金堂、大師堂、蓮花門などもすべて、国宝。境内は史跡に指定されている。

❸ 西芳寺（苔寺）

池の周囲を埋めつくすように苔が生育する境内は、幽玄な雰囲気。あたかも苔を敷き詰めた絨毯《じゅうたん》のようであるため、苔寺とも呼ばれる。庭園は、上段が枯山水、下段が回遊式の二段の構造になっている。

❹ 慈照寺(銀閣寺)

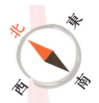

室町時代の東山文化(わび、さびの文化)を代表する建築物である寺。小さなお堂の東求堂は、日本最古の書院造りで、国宝に指定されている。庭園は、白砂が美しく、夜には月の光を反射して妖艶な風景をかもしだす。

❺ 鹿苑寺(金閣寺)

室町時代の代表的な建築物である寺。北山文化(贅沢、華美な文化)の象徴でもある。庭園は特別史跡、特別名勝に指定。しかし現在の建物は、昭和 25 年、学僧の放火によって焼失。現在の建物は、再建されたもの。

❻ 龍安寺

境内にある枯山水の方丈庭園は、「石庭」として有名。南北が約 10 メートル、東西が約 30 メートルもある長方形の白砂の庭には、15 個の石が巧みにレイアウトされ、「虎の子渡し」とも呼ばれている。

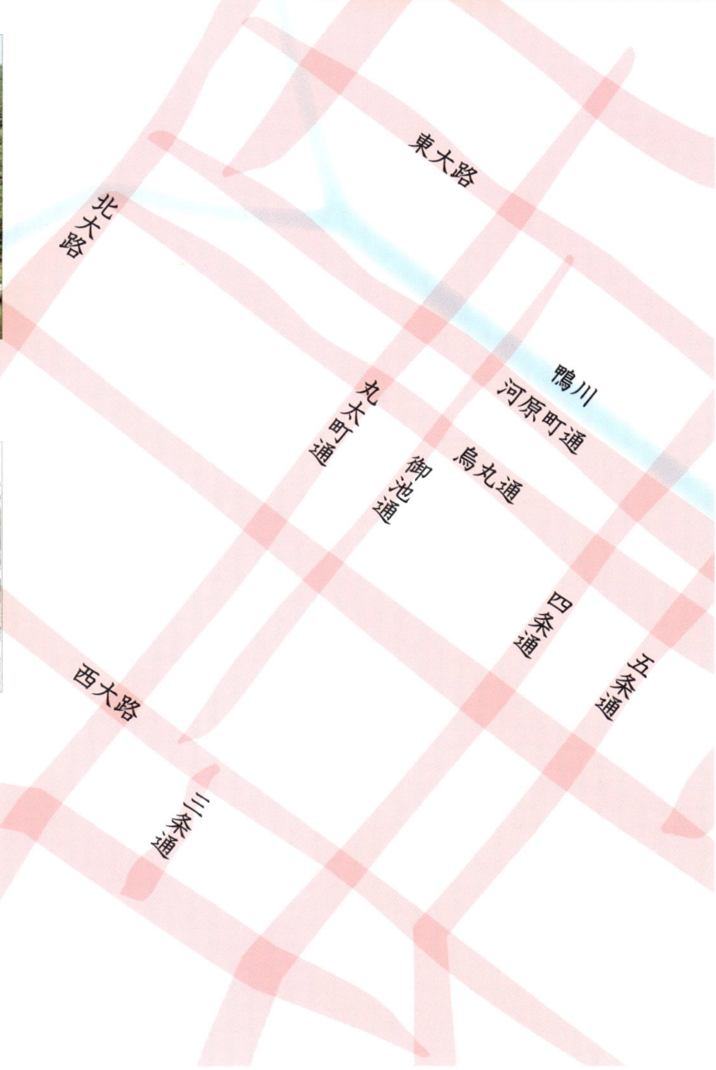

❹ 慈照寺(銀閣寺)

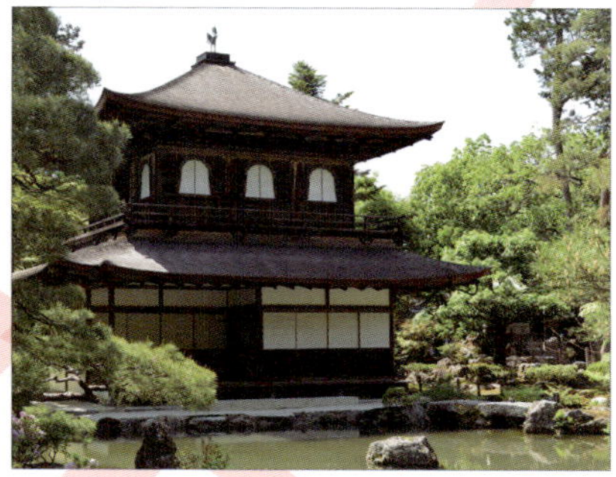

❺ 鹿苑寺(金閣寺)

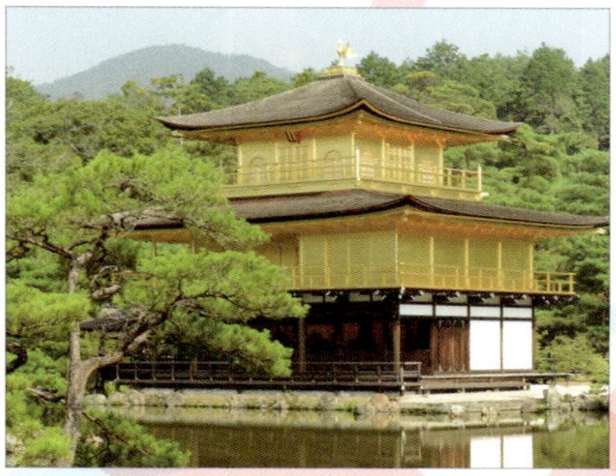

❻ 龍安寺

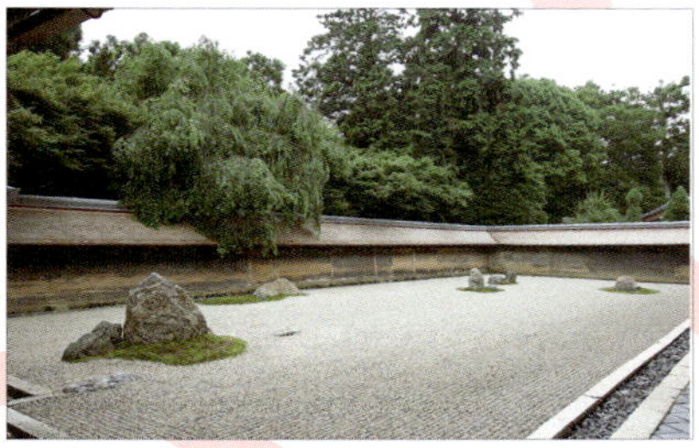

注）このイラストは地図をもとに作成しておりますが、実際とは異なる場合もあります。

選りすぐり 京都の名所・観光地一覧

本書のテストにも登場する名所・観光地をめぐれば、あなたも京都通！

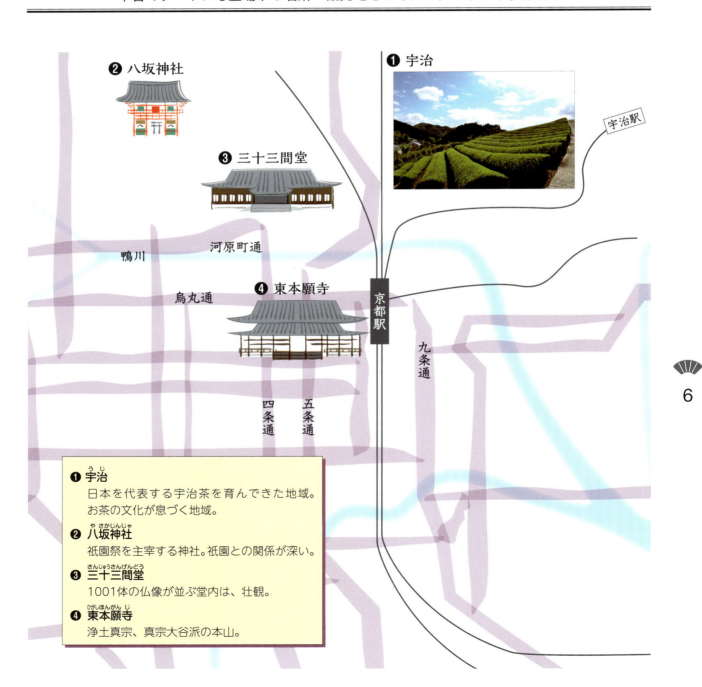

❶ 宇治
宇治駅
❷ 八坂神社
❸ 三十三間堂
河原町通
鴨川
❹ 東本願寺
烏丸通
京都駅
九条通
四条通
五条通
❶ 宇治《うじ》
日本を代表する宇治茶を育んできた地域。
お茶の文化が息づく地域。
❷ 八坂神社《やさかじんじゃ》
祇園祭を主宰する神社。祇園との関係が深い。
❸ 三十三間堂《さんじゅうさんげんどう》
1001体の仏像が並ぶ堂内は、壮観。
❹ 東本願寺《ひがしほんがんじ》
浄土真宗、真宗大谷派の本山。

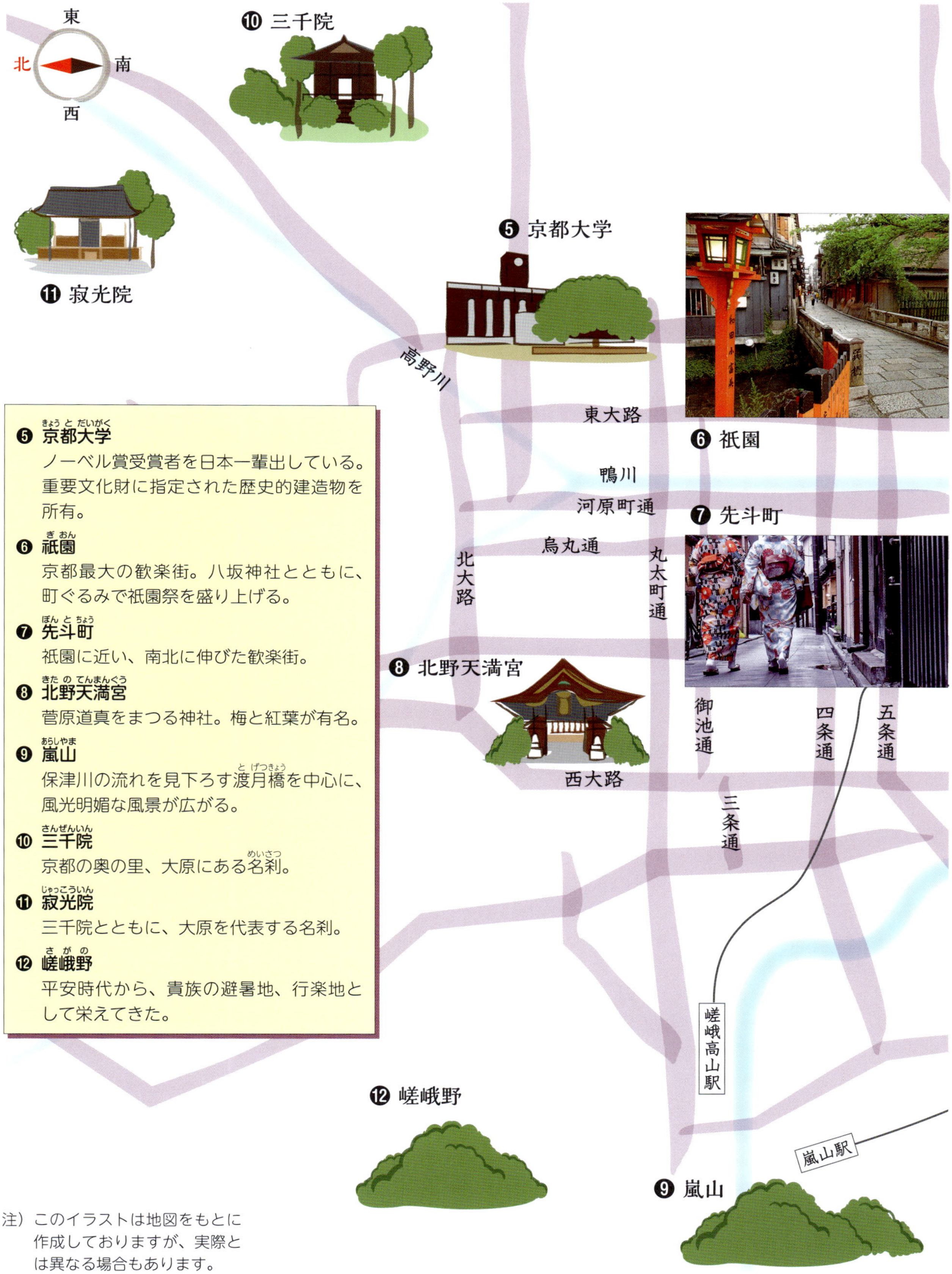
東
北
南
西
⑩ 三千院
⑪ 寂光院
⑤ 京都大学
高野川
東大路
⑥ 祇園
鴨川
河原町通
⑦ 先斗町
烏丸通
北大路
丸太町通
⑧ 北野天満宮
御池通
四条通
五条通
西大路
三条通
嵯峨高山駅
⑫ 嵯峨野
嵐山駅
⑨ 嵐山

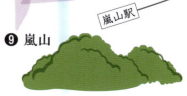

⑤ 京都大学《きょうとだいがく》

ノーベル賞受賞者を日本一輩出している。重要文化財に指定された歴史的建造物を所有。

⑥ 祇園《ぎおん》

京都最大の歓楽街。八坂神社とともに、町ぐるみで祇園祭を盛り上げる。

⑦ 先斗町《ぽんとちょう》

祇園に近い、南北に伸びた歓楽街。

⑧ 北野天満宮《きたのてんまんぐう》

菅原道真をまつる神社。梅と紅葉が有名。

⑨ 嵐山《あらしやま》

保津川の流れを見下ろす渡月橋《とげつきょう》を中心に、風光明媚な風景が広がる。

⑩ 三千院《さんぜんいん》

京都の奥の里、大原にある名刹《めいさつ》。

⑪ 寂光院《じゃっこういん》

三千院とともに、大原を代表する名刹。

⑫ 嵯峨野《さがの》

平安時代から、貴族の避暑地、行楽地として栄えてきた。

注）このイラストは地図をもとに作成しておりますが、実際とは異なる場合もあります。

はじめに

観光庁は、旅行がもたらす健康増進の効果を、「心の変化」「身体の変化」「行動の変化」という3つの視点から、推進しています。

日常生活からの開放感、そして見知らぬ土地に行く緊張感、この2つの相反する「心」が、脳を想像以上に刺激して、生き生きとさせます。

具体的には、コミュニケーション力、知識欲、見聞欲が高まって、ふだんは使わない脳の部分を活性化させるのです。

本書ではその効果に着目し、旅行をキーワードに制作。たくさんの人に愛される京都をテーマに、さまざまな問題に取り組んでいただくものです。

覚えていなかったり、難しくて解けない問題もあるかもしれませんが、問題に取り組むことが脳を刺激し、活発化させてくれるので大丈夫。安心して、取り組んでください。

皆さんのますますのご健勝を祈りつつ、本書が少しでも皆さんの健康寿命によき影響を与えられるよう願ってやみません。

監修者　林 督元

もくじ

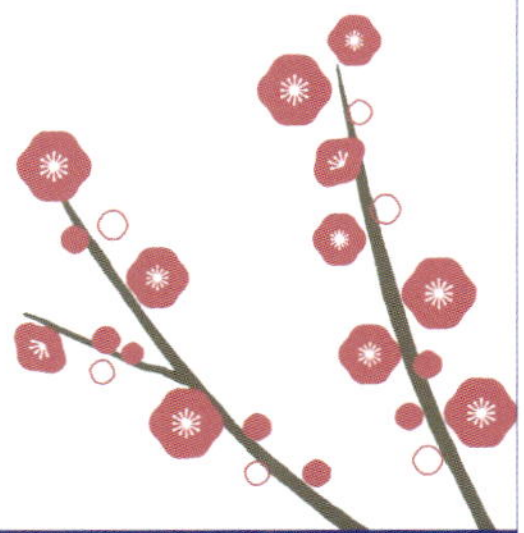

京都の旅

第1章

東から北をめぐる「トラベル＆脳トレ」

京都の玄関口にある 浄土真宗の二大本山 東本願寺《ひがしほんがんじ》と西本願寺《にしほんがんじ》

問題1 東本願寺は、徳川家康により、慶長《けいちょう》8年、現在の京都烏丸六条《からすまろくじょう》、七条《しちじょう》の間の地を寄進《きしん》されました。さて、慶長8年とは、西暦にすると何年でしょう？

1） 1602年　　2） 1601年

3） 1603年　　4） 1604年

ヒント！ 慶長元年は1596年

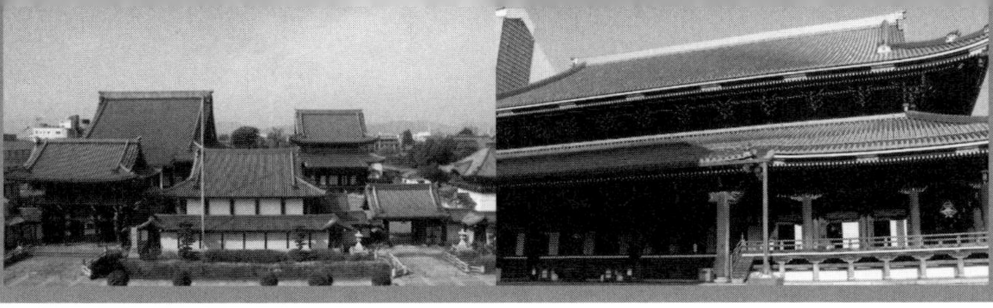

東本願寺（右）
京都市下京区堀川通
西本願寺（左）
京都市下京区烏丸七条

問題2

東本願寺の西、堀川《ほりかわ》七条《しちじょう》にある西本願寺（世界文化遺産）は、天正《てんしょう》19年に現在の地に移転しました。天正19年とは、西暦にすると何年でしょう？

1） **1592年**　　2） **1593年**

3） **1682年**　　4） **1591年**

ヒント！　4けたの数字をすべてたすと16になります。

こらむ　東本願寺＆西本願寺

東本願寺と西本願寺は、
ともに浄土真宗で、宗祖《しゅうそ》は親鸞《しんらん》。

東本願寺は真宗《しんしゅう》大谷《おおたに》派《は》の本山、西本願寺は本願寺派の本山。一般的には、東本願寺を「お東《ひがし》さん」、西本願寺を「お西《にし》さん」と呼んだりする。

三十三間堂《さんじゅうさんげんどう》

問題1 奥行き22メートル、南北120メートルのお堂の中には、観音様の像がたくさんあります。中央に中尊《ちゅうそん》と呼ばれる千手観音《せんじゅかんのん》坐像《ざぞう》、その左右に、千体千手観《せんたいせんじゅかん》音《のん》立像《りつぞう》が並んでいます。さて、観音様の像は、全部で何体あるでしょう？

＿＿＿＿＿体

問題2 千《せん》手《じゅ》とは、文字通りにいえば、1000本の手。しかし、1つの像に1000本も手もつくるのは大変。実際は、1つの像に手は何本あるでしょう？

1） 10手　　2） 40手　　3） 42手

ヒント！ 前で合わせている2本の手以外は1本が25本分の働きをする

＿＿＿＿＿

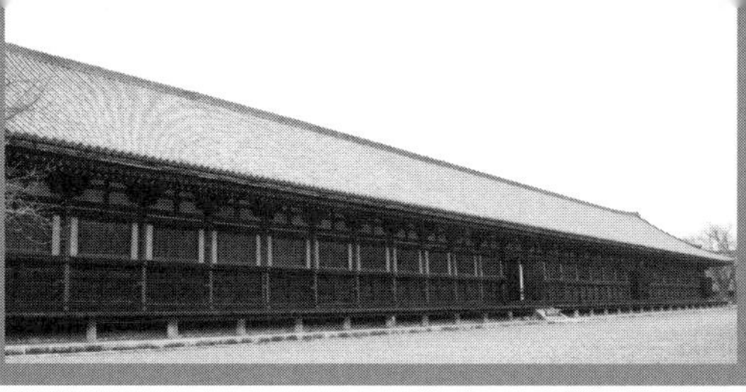

三十三間堂
京都市東山区三十三間堂廻町

問題3 三十三間堂の「有名な行事「通《とお》し矢《や》」はお堂の西側を南から北へ120メートルの距離を弓を射って、何本通って的中したかを競います。江戸時代前期、とくに人気のあった競技は、どれ？

1） 百《ひゃく》射《い》

2） 千《せん》射《い》

3） 大《おお》矢《や》数《かず》

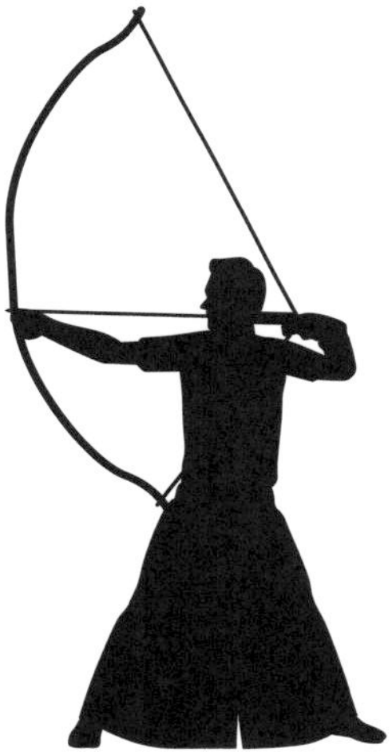

ヒント！ 一昼夜かけて行われました

こらむ

正式な名は「蓮華王院《れんげおういん》」

本堂が「三十三間堂」と呼ばれるのは、お堂の柱間《はしらま》（柱と柱の間隔）が33あるため。33＝三十三とは、観音菩薩が庶民を救う時、さまざまな姿に変身して救済するが、その化身した姿が全部で三十三相あるという、仏説にもとづく。

どこからから琴の音も聞こえる
京都随一のはんなり盛り場

祇園《ぎおん》

問題1 論理パズルの問題です。祇園のお座敷でのこと。お客さんが**「しば漬け」「ハッ橋」「山椒ちりめん」**の3つのお土産を出し、「どれか好きなもんとって」と、3人の舞妓さんに言いました。3人の次の会話を聞いて、誰がどれを選らんだか、あてましょう。

私は
好き嫌いは
おへん
あおい

漬物は
かんにん！
やちよ

ご飯の
おかずの
ようなもんは、
いりまへん
みかげ

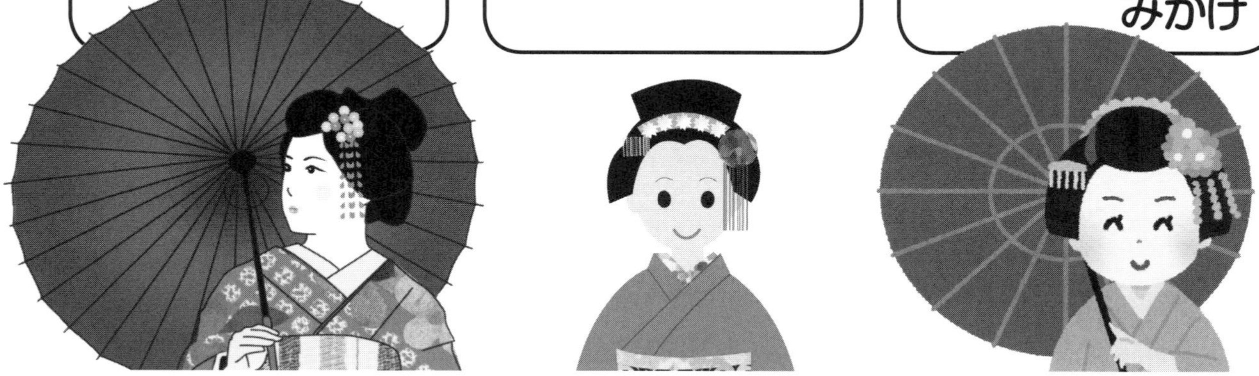

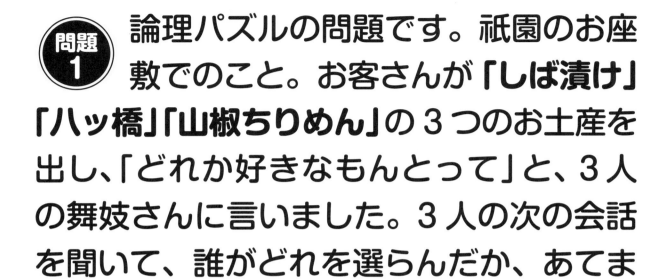

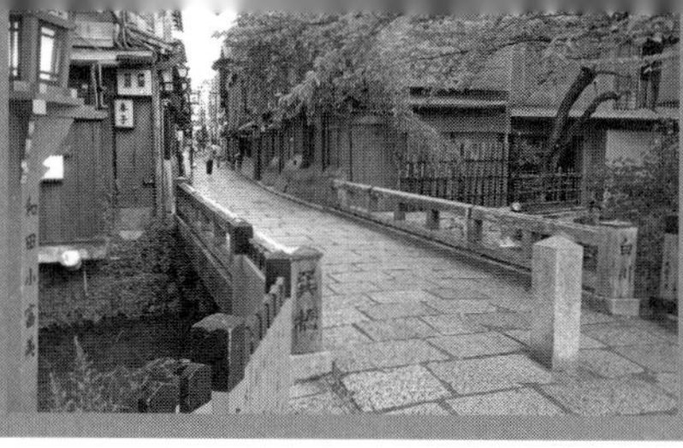

白河巽橋
祇園の最も有名な撮影スポット

問題 2 舞妓は財布を持ち歩く習慣がなく、食事や買い物は「つけ」にすることが多いです。次の文章を読み、舞妓のおはなさんの「つけ」はいくらか、あててください。

……………………

お座敷の帰り道、おはなさんはおなかがすいて、お蕎麦屋さんに入りました。お財布は持っていないので、にしんそばのお代 1450 円はいつものようにつけにしてもらいました。そのあと立ち寄った和装小物屋さんで新作のかんざしに一目惚れして、1万 9700 円をつけで買うことに。

それから、なじみのバーに顔を出し、店主に貸していた 16 万円を返してもらい、つけの 4 万 7000 円をそこから払いました。バーを出て、タクシーで駅まで行き、970 円を現金で支払いました。駅前のお惣菜屋さんで、ゆば 3200 円、湯豆腐 1230 円、水菜 100 円で買おうとしたら、「いつでもええ」と言うので、その場では払いませんでした。

＿＿＿＿＿＿円

祇園とともに京都を彩る
南北に延びる歓楽街

先斗町《ぽんとちょう》

問題 1 先斗町の春といえば、鴨川《かもがわ》をどり。先斗町の舞妓さんが踊る舞踊公演が、先斗町歌舞練場《かぶれんじょう》で行なわれます。この連場を見学して、大変感動し、自分の仕事の参考にした世界的有名人がいます。次の誰でしょう？

1） アルベルト・
アインシュタイン

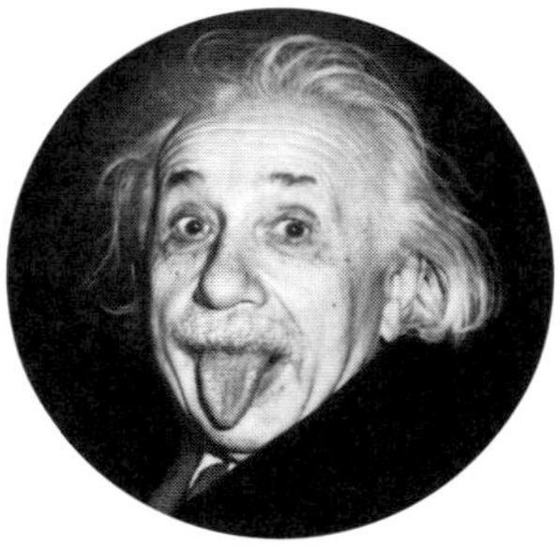

2） チャールズ・
チャップリン

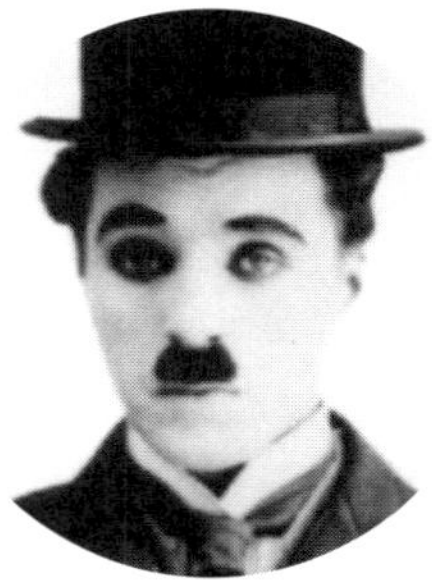

3） ラフカディオ・ハーン
（小泉八雲）

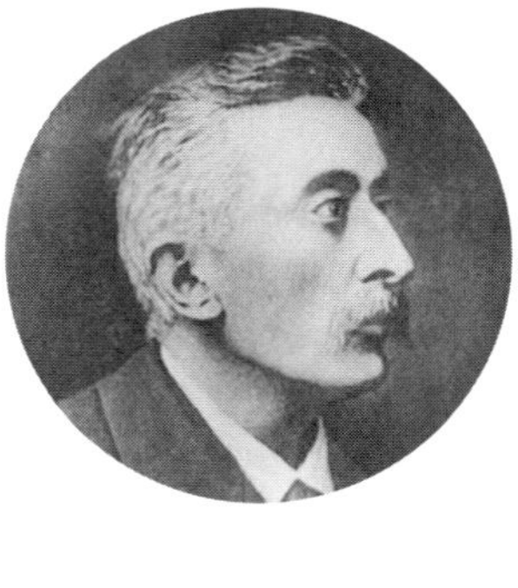

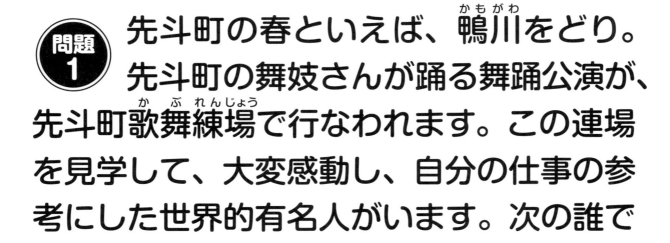

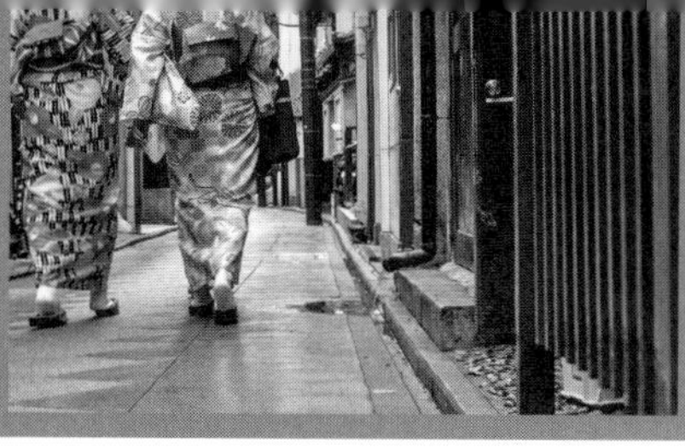

先斗町
京都市中京区の花街

問題2

先斗町の夏は、川のそばに座敷をもうけて、涼しく飲食できる「川床」が有名。先斗町と、貴船《きふね》、高雄《たかお》が有名ですが、それぞれ呼び方が違います。それぞれどう呼ぶか、ルビをふってみましょう

1） 先斗町・鴨川《かもがわ》の　川　床

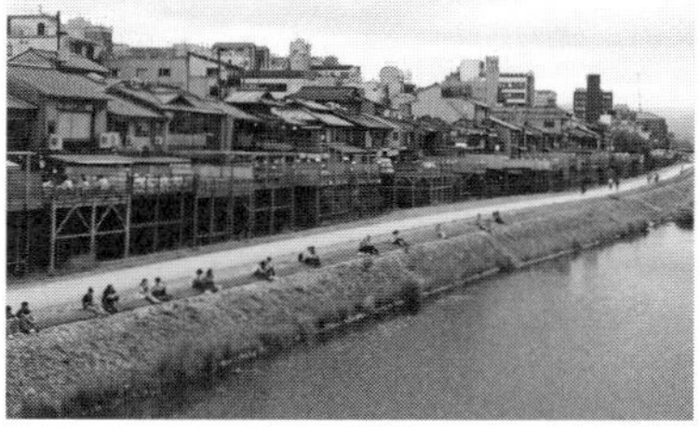

2） 貴船・貴船川の　川　床

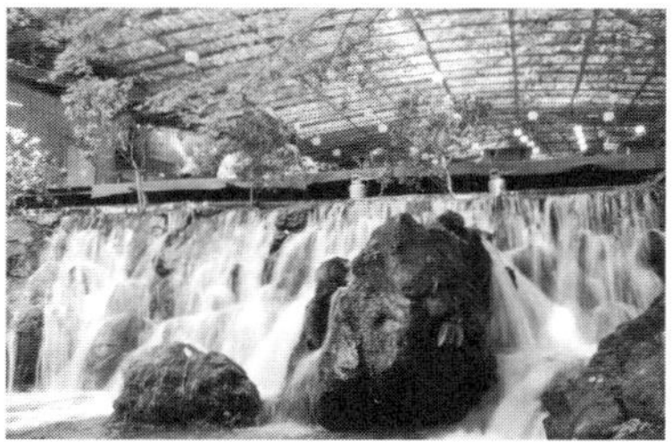

3） 高雄・清滝川《きよたきがわ》の　川　床

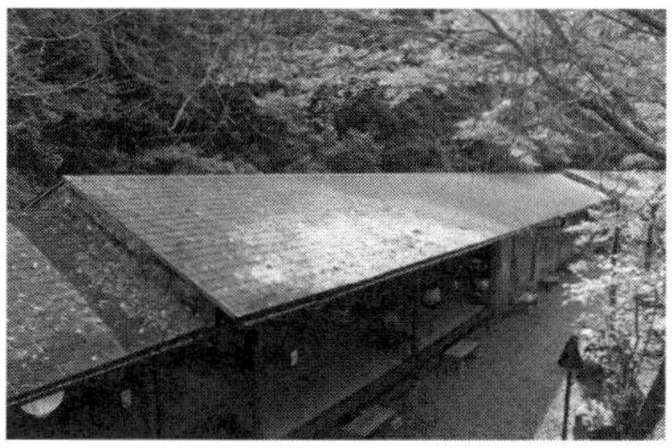

八坂神社《やさかじんじゃ》

問題 1 3人の外国人旅行者が、四条河原町《しじょうかわらまち》から、歩いて八坂神社へ向かいました。3人は「八坂神社に到着！」とばかりに、カメラで写真を撮りましたが、八坂神社に到着しているのは、１人だけ。それは誰？ 3 人が撮った写真から推測してください。

1） ジョージの撮った写真

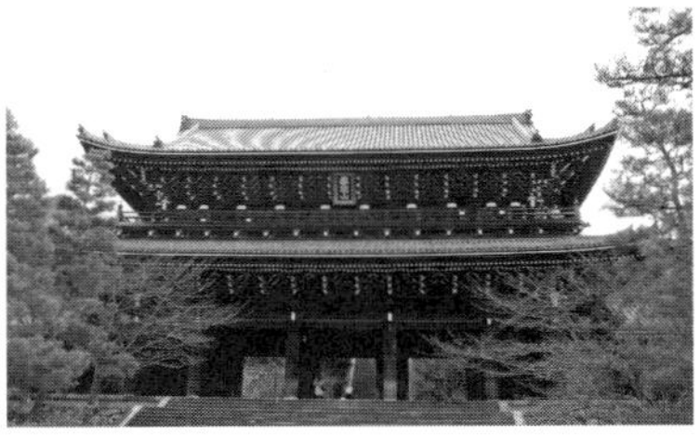

2） フーバーの撮った写真

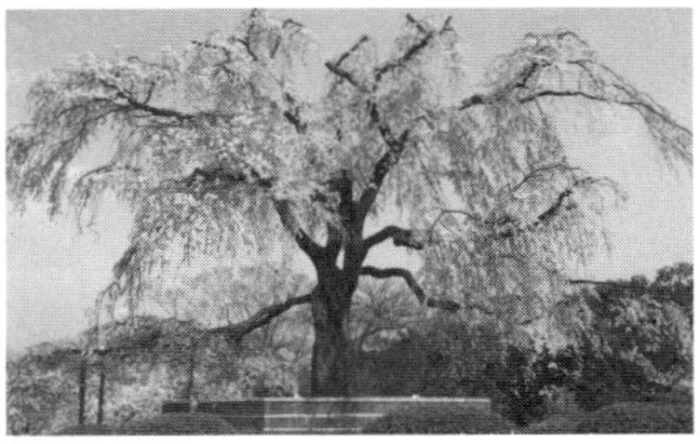

3） マイケルの撮った写真

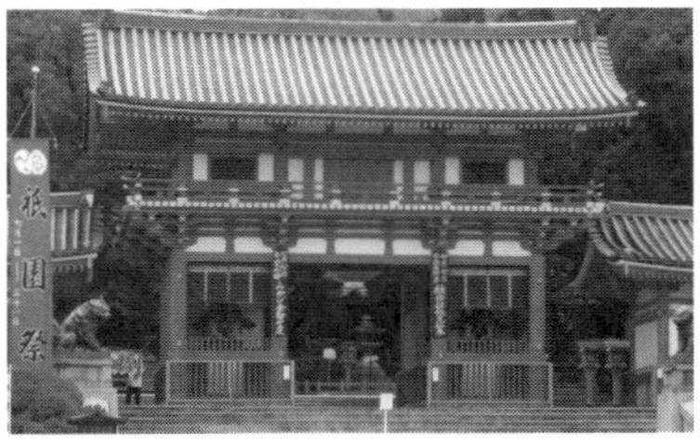

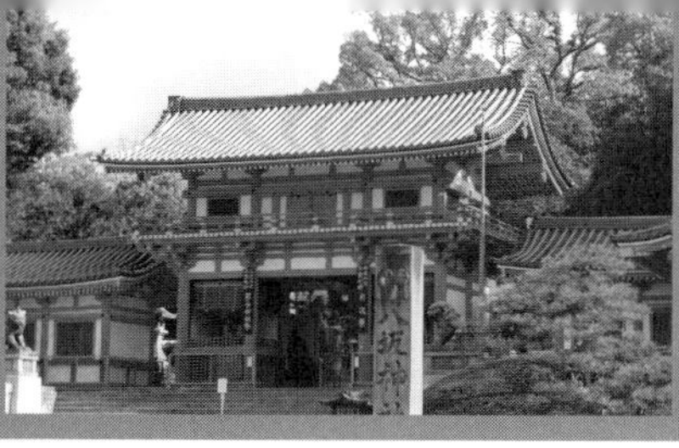

八坂神社
京都市東山区祇園町

問題 2 八坂神社といえば祇園祭ですが、京都には、他にも大きな行事があります。それぞれの開催される月を、下記から選んでみましょう。

1）風雅な王朝行列

葵祭《あおいまつり》

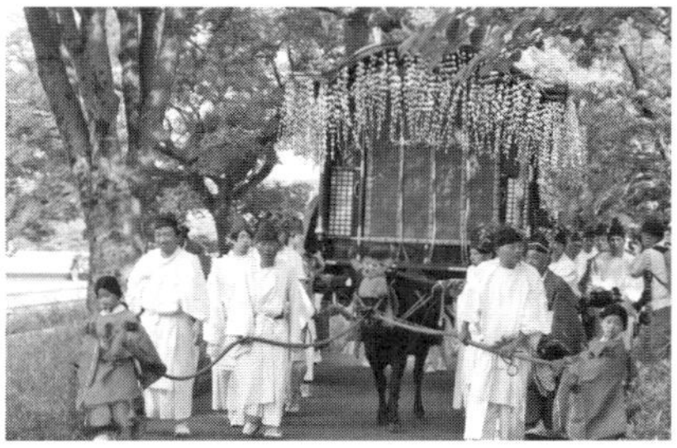

＿＿月

2）日本三大祭りの１つ

祇園祭《ぎおんまつり》

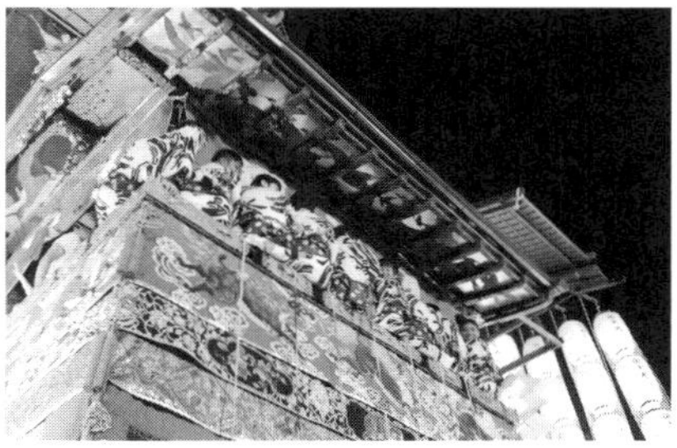

＿＿月

3）夏の夜空を彩る風物詩

五山送《ござんおく》り火《び》

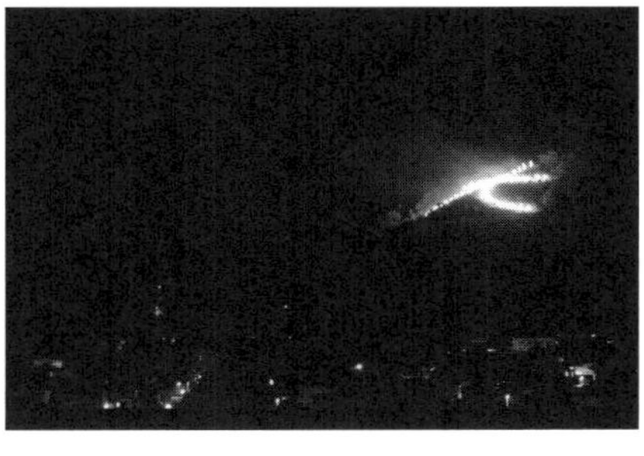

＿＿月

4）京に広がる時代絵巻

時代祭《じだいまつり》

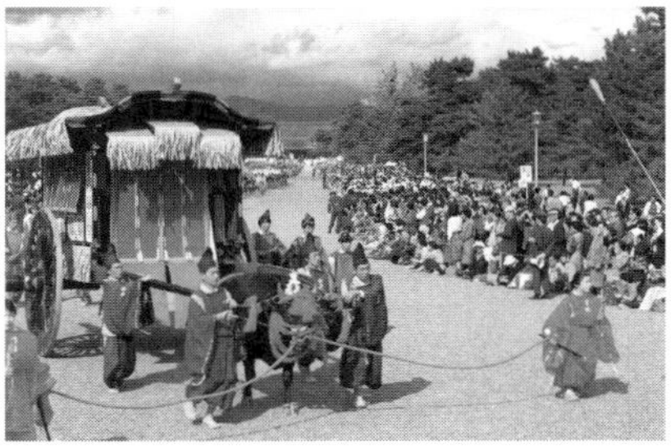

＿＿月

3	**5**	**7**	**8**	**10**	※該当しない数字が1つ入っています。

京都の人気スポット「ベスト6」へ、
迷路でゴー！

清水寺《きよみずでら》

問題 清水寺を目指す迷路です。京都駅から出発し、鉛筆でたどりながら、の15か所の名所をめぐり、清水寺まで行ってください。（一度通った道、名所は通れません）

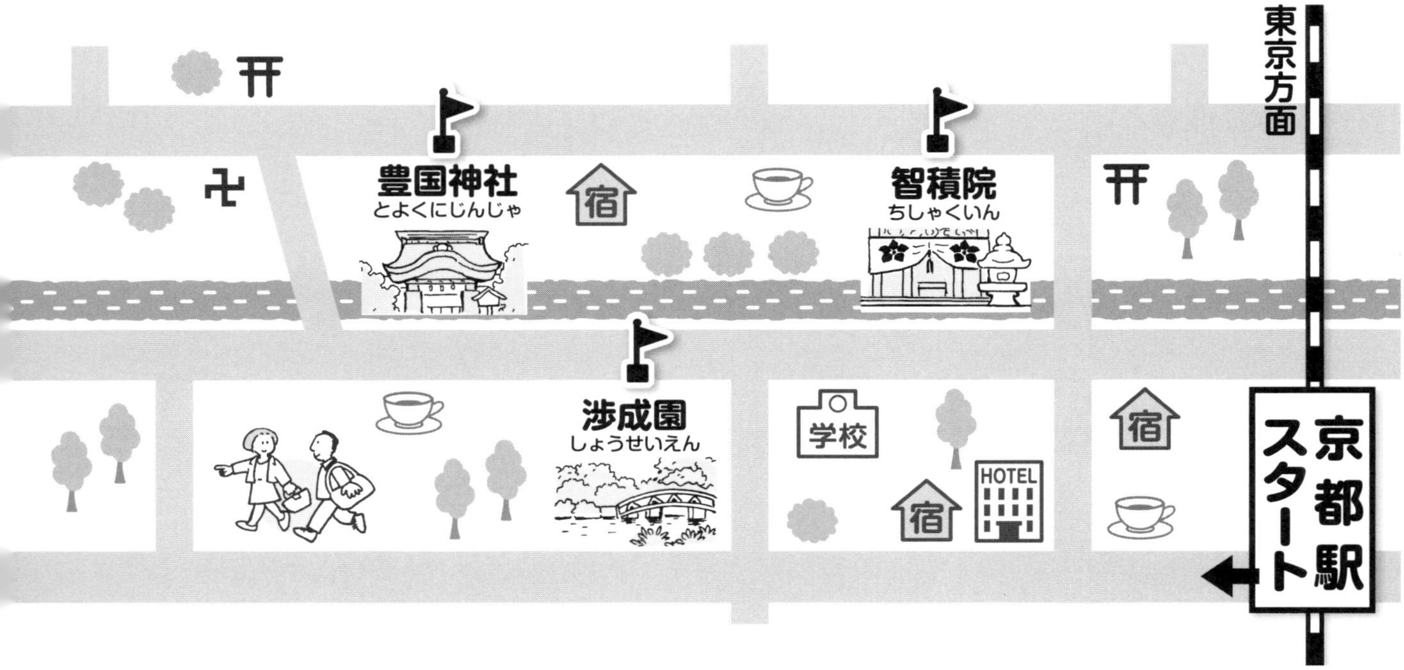

名所案内

智積院 真言宗《しんごんしゅう》のお寺だが、障壁画《しょうへきが》など数々の文化遺産があり、見学者が多い。
豊国神社 天下統一を果たした豊臣秀吉を豊国大明神《とよくにだいみょうじん》とまつる神社。
渉成園 東本願寺の庭園。春は桜、夏はすいれん、しょうぶ、秋は紅葉が美しい。
方広寺の梵鐘 豊臣秀吉が建立。梵鐘《ぼんしょう》の「国家安康《こっかあんこう》」の文字に徳川家康が「家康の「家」と「康」をばらして呪いをかけた」といいがかりをつけ、大坂冬の陣につながった。
清閑寺 『平家物語』ゆかりの寺。秋は紅葉が美しい。
六道珍皇寺 寺内には、公卿の小野篁《おののたかむら》が地獄まで行き来したと伝えられる井戸がある。
安井金羅宮 「悪縁を切り、良縁を結ぶ」神社。パワースポットとしても有名。
錦市場 「京の台所」と呼ばれ、さまざまな食料品店が並ぶ。

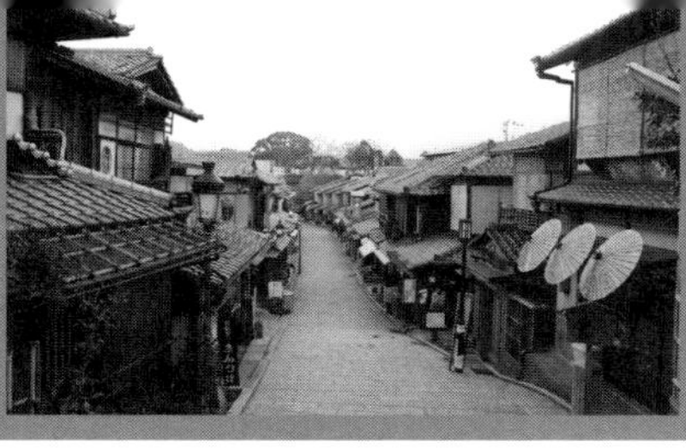

三年坂（産寧坂《さんねんざか》）
清水寺につづく参道

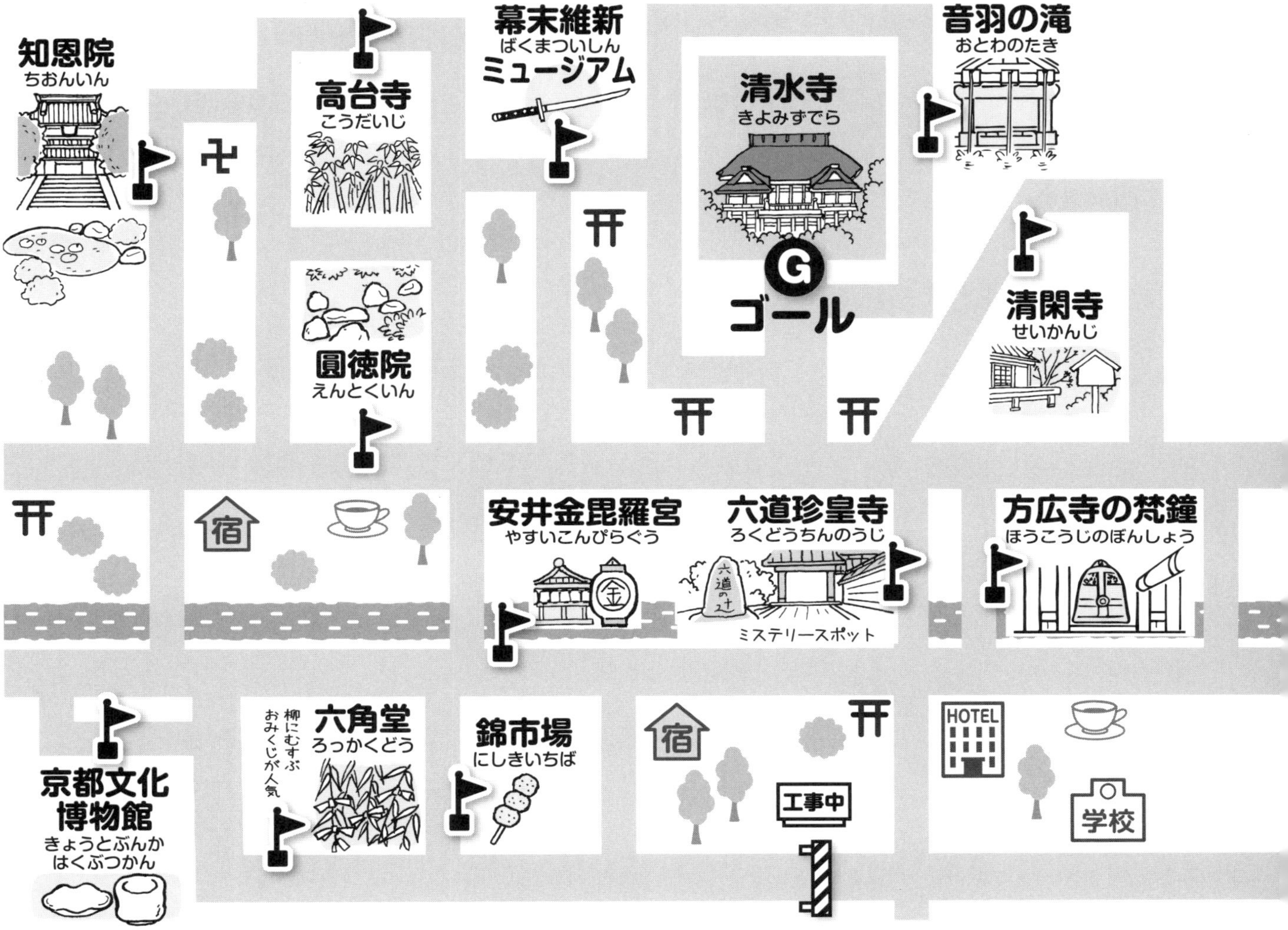

六角堂　聖徳太子が創建した寺。太子が沐浴《もくよく》したと伝えられる池の跡もある。
京都文化博物館　京都の文化、歴史が、豊富な展示品によってわかりやすく工夫された施設。
知恩院　浄土宗の総本山で法然上人《ほうねんしょうにん》ゆかりの寺。国宝や重要文化財が多い。
高台寺　豊臣秀吉の正室《せいしつ》、ねね（北政所《きたまんどころ》）が秀吉の冥福《めいふく》を祈願して建立した寺。
圓徳院　上記、高台寺の塔頭《たっちゅう》（寺の中にあるさらに小さな寺）の１つ。ねねが長く住んだところ。
幕末維新ミュージアム　霊山《りょうぜん》歴史館ともいう。幕末、維新に関係した人々の資料が豊富。
清水寺　奈良時代に開山《かいさん》。平安建都《けんと》以後、「清水の観音」として崇敬されてきた。仁王門《におうもん》、西門《さいもん》、三重塔《さんじゅうのとう》はいずれも重要文化財。断崖の上にせりだしている本堂は、国宝に指定。パワースポットとして人気の音羽《おとわ》の滝もある。

注）このイラスト地図は、迷路用に作成したもので、名所の位置や方向は実際とは異なります。

「清水の舞台から」眺める
京都・東山の景色も絶品！

清水寺《きよみずでら》

問題 清水の舞台と呼ばれる本堂。その広さは、畳でいうと、およそ何畳分でしょうか？

1）
畳 50 畳分

2）
畳 70 畳分

3）
畳 100 畳分

4）
畳 150 畳分

ヒント！

広さは、およそ190平方メートル。ちなみに
畳の大きさは、地域によって違いがあります。
東京などの関東の江戸間は、
880mm×1760mm ＝ 1.548平方メートル。
京都などの京間は
955mm×1910mm ＝ 1.824平方メートル。

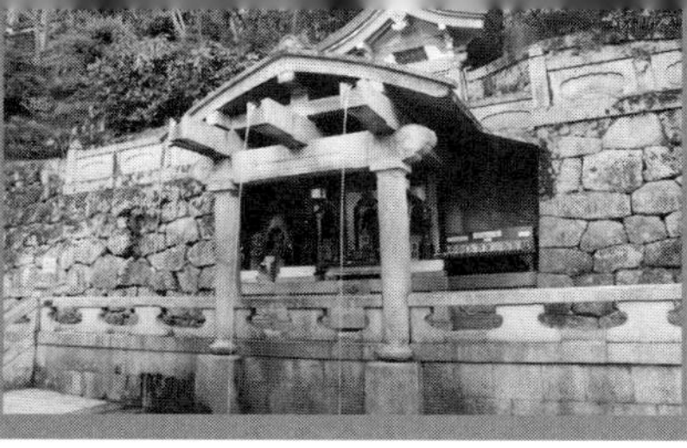

清水寺音羽の滝
京都市東山区清水１丁目

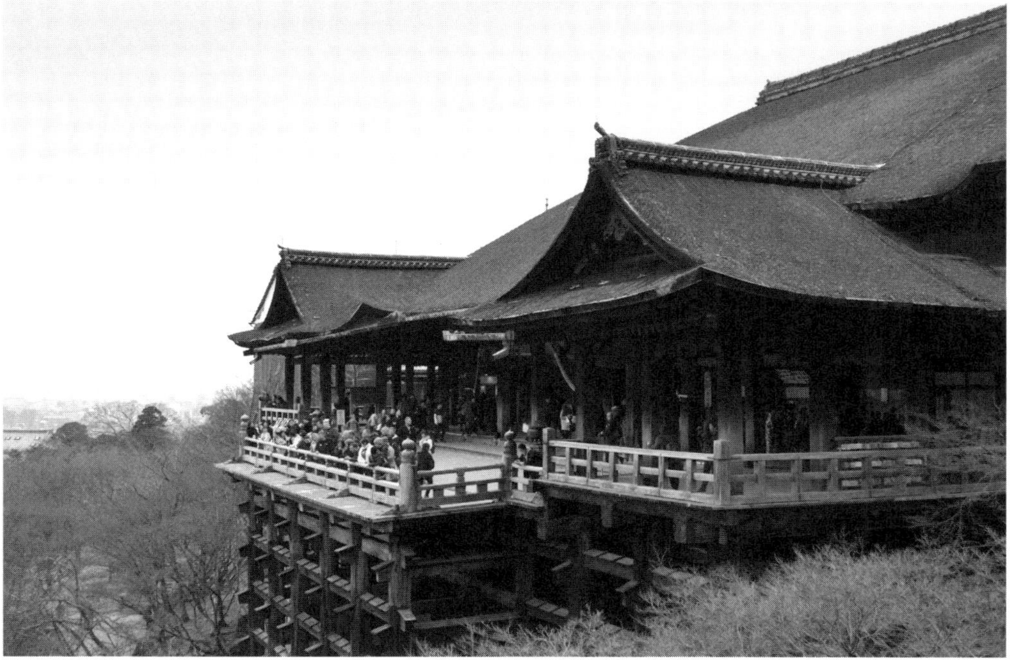

こらむ

「清水の舞台から」眺める京都・東山の景色も絶品！

清水寺は平安京が遷都する前から歴史のある寺院で、日本有数の観音霊場でもあります。その名にある「清水」とは、寺がある音羽山から流れる「清らかな水」に由来。その本堂は、「清水の舞台から飛び降りるつもりで」といった故事があるように、13メートルの断崖の上にあります。

本堂にあるご本尊は、十一面千手観音立像《じゅういちめんせんじゅかんのんりつぞう》。特徴的な造形で、「清水型」とも呼ばれています。

清水寺の宗派は、もともとは奈良時代の南都《なんと》六《ろく》宗《しゅう》の１つ、法相宗《ほっそうしゅう》に属していましたが、１９６５年に独立。南都の奈良に対し、北の京都にあるという意味で、北法相宗大本山を名乗っています。

京都の通り（東西）

問題 京都の通りの名前は、覚えやすいように、昔から歌になっていました。東西の通りは、北から南へ順番に歌います。たとえば、丸《まる》太《た》町《まち》通りから五《ご》条《じょう》通りまでは、次のような歌詞になっています。

♪まる　たけ　えびす　に
おし　おいけ
あね　さん　ろっかく
たこ　にしき
し　あや　ぶっ　たか
まつ　まん　ごじょう♪

この歌は、左頁の〝通りの名〟を略したものです。空欄１から６に当てはまる文字を、選択肢から選んで、入れてみてください。

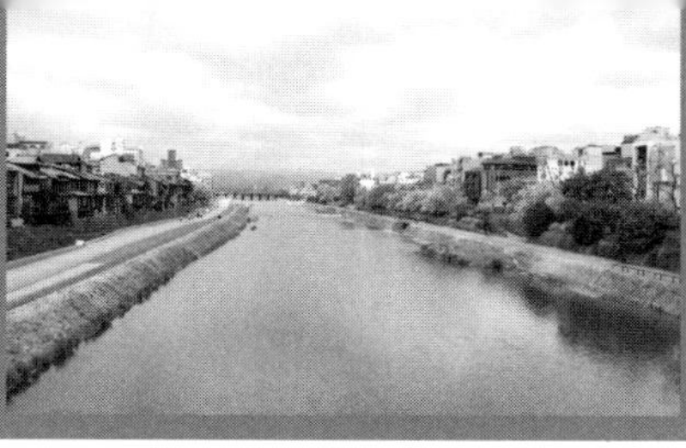

鴨川
東西の道は、東で鴨川に行きつく

丸太町《まるたちょう》通　1 □屋町《やちょう》通　夷川《えびすがわ》通　二条《にじょう》通

押小路《おしこうじ》通　御池《おいけ》通

姉小路《あねこうじ》通　2 □条《じょう》通　六角《ろっかく》通

蛸薬師《たこやくし》通　錦小路《にしきこうじ》通

3 □条《じょう》通　綾小路《あやのこうじ》通　4 □光寺《こうじ》通　高辻《たかつじ》通

松原《まつばら》通　万寿寺《まんじゅじ》通　5 □条《じょう》通

選択肢

三	竹	四	二	五	仏

※該当しない数字が１つ入っています。

京都の通り（南北）

問題1 烏丸《からすま》通りは、京都で一番有名な、南北に走る通りです。あなたは京都に旅行中。京都に住む友達と待ち合わせをしました。友達は、「**烏丸通四条《しじょう》下《さ》がる**」という場所にある郵便ポストの前で待ち合わせしたい、と言います。さて、下の地図の何番になるでしょう？

＿＿＿＿＿番

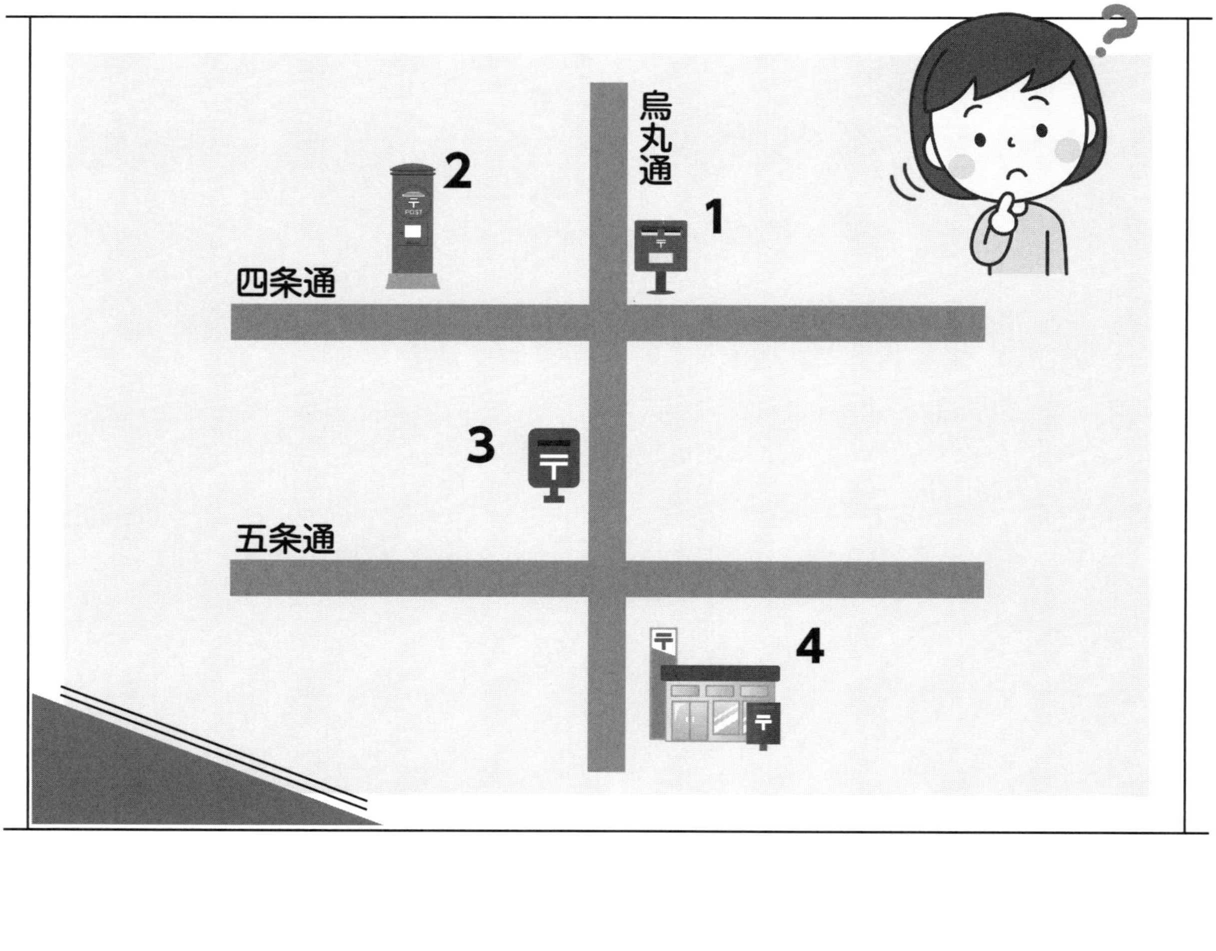

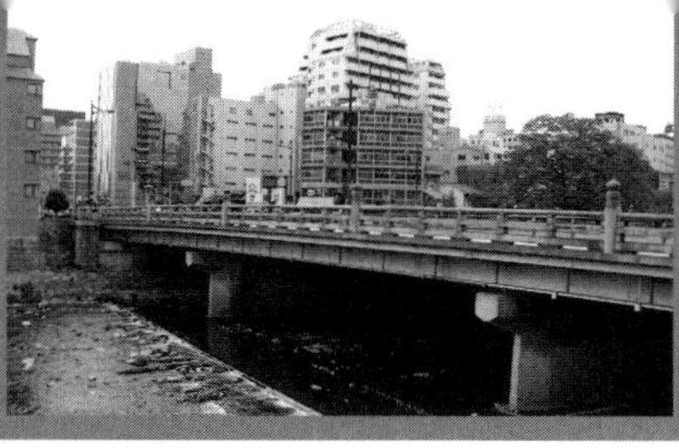

五条大橋
京都ではとても幅の広い橋

問題2 あなたは、京都で有名な雑貨屋さんに行こうとしています。

雑貨屋さんは、**「四《し》条《じょう》通御《ご》幸《こう》町《まち》東《ひがし》入《い》る」**という場所にあるそうです。さて、下の地図の何番になるでしょう？

＿＿＿＿＿番

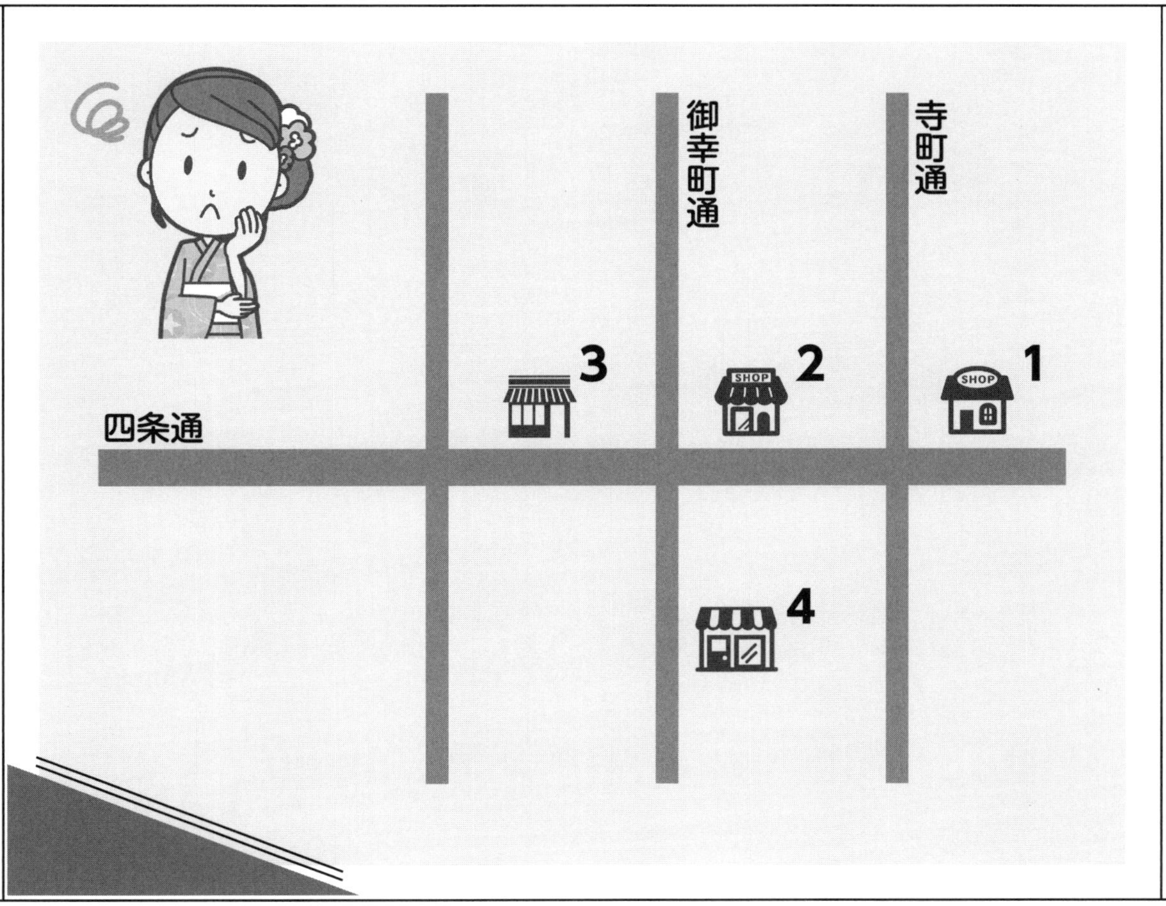

ここでチェック！　脳のイキイキ度テスト

第一章の最後に、今のあなたの脳が、
どれだけイキイキしているか、テストします

問題

漢字の入試問題で頻出の語句。
ひらがなの部分を漢字にしてください

1）　**銀行に□《よ》□《きん》する**

2）　**□《し》□《やく》□《しょ》に行く**

3）　**カラオケのへたな人は、**
□《おん》□《てい》がくるっている

第2章

北から西をめぐる「トラベル＆脳トレ」

東の東大に対峙する
西の「知の巨塔」

京《きょう》都《と》大学《だいがく》

問題 1 2016年の京都大学の入試問題から。太字の漢字にはふりがなを、ひらがなは漢字にしてみましょう。

A） **思惟**的《てき》だ

B） そんなことは、**絵空事**ではないか

C） **迫真**の演技

D） 想像力を**こうし**する

E） **けねん**がある

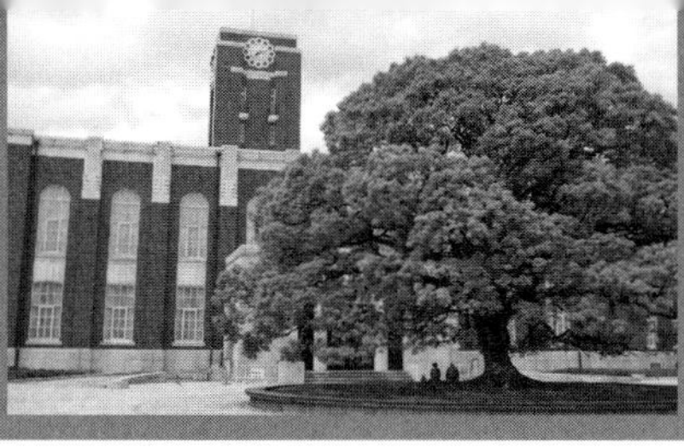

京都大学
京都市左京区吉田本町

問題2 今度は、過去の京都大学の入試問題から。太字の漢字はふりがなを、ひらがなは漢字にしてみましょう。

A） **過渡**的《てき》だ

□□

B） **凡庸**な人だ

□□□□

C） おなかが減りすぎて、**きが**状態

□□

D） **かんぺき**な仕事

□□

E） パニックになって、**きょうこう**状態

□□

こらむ **学ぶ者の都でもある京都**

平安時代から、教育の制度や機関が整っていたのが京都。その伝統もあって、京都は大学が 34、短大が 14 もあり、他の都道府県に比べて断然多い。大学生の数も、京都府は東京都を抜いて全国トップ。町には、学生を大事にする気風が残り、大学近くの定食屋さんでは、「お金のない学生は、食べたら、かわりに皿洗いして」という張り紙が貼ってあったりする。

銀閣寺《ぎんかくじ》

問題 銀閣寺を目指す迷路です。京都駅から出発し、鉛筆でたどりながら、🚩の14か所の名所をめぐり、銀閣寺まで行ってください。（一度通った道、名所は通れません）

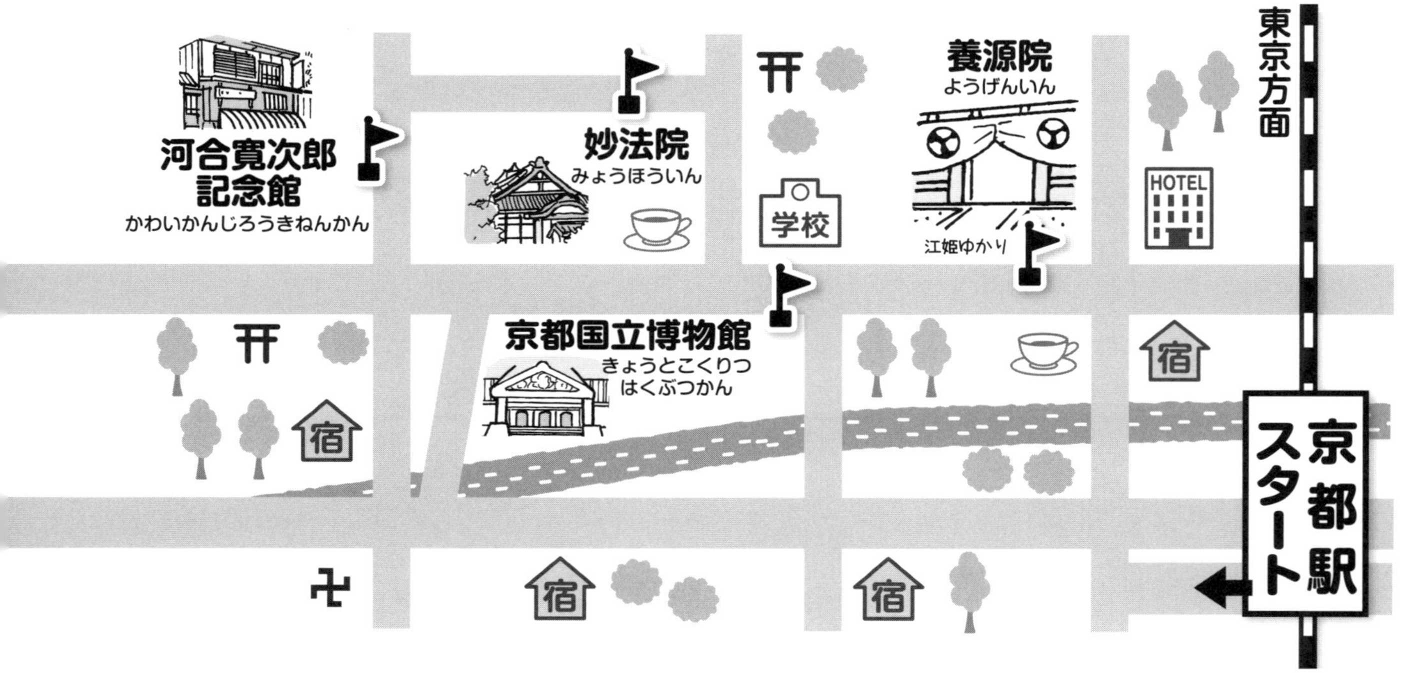

名所案内

養源院　浅井長政らを弔うために建てられたお寺。もと天台宗《てんだいしゅう》で、現在は浄土真宗。
京都国立博物館　平安時代から江戸時代までの京都の文化財を展示。
妙法院　皇族にゆかりのある名門の寺院。
河合寛次郎記念館　日本を代表する陶芸家・河合寛治郎の生前の住居を保存した記念館。
祇園会館　祇園をどりの開催地として有名。
無鄰菴　明治政府の政治家・山縣有朋《やまがたありとも》の別邸であったところを利用した庭。
南禅寺水路閣　南禅寺境内を流れる疏水の水路（アーチ状の構造物）。
南禅寺　禅寺で、京都五山の１つであり、別格の寺院。周辺参道が湯豆腐発祥の地とされている
京都市美術館　昭和天皇即位の礼を記念して建てられた美術館。

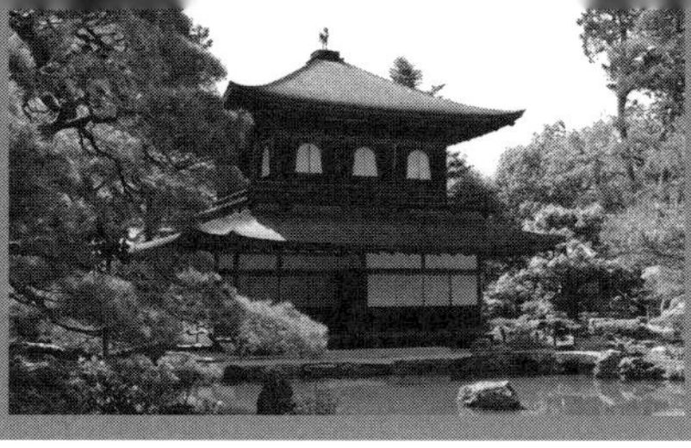

銀閣寺（慈照寺）
京都市左京区

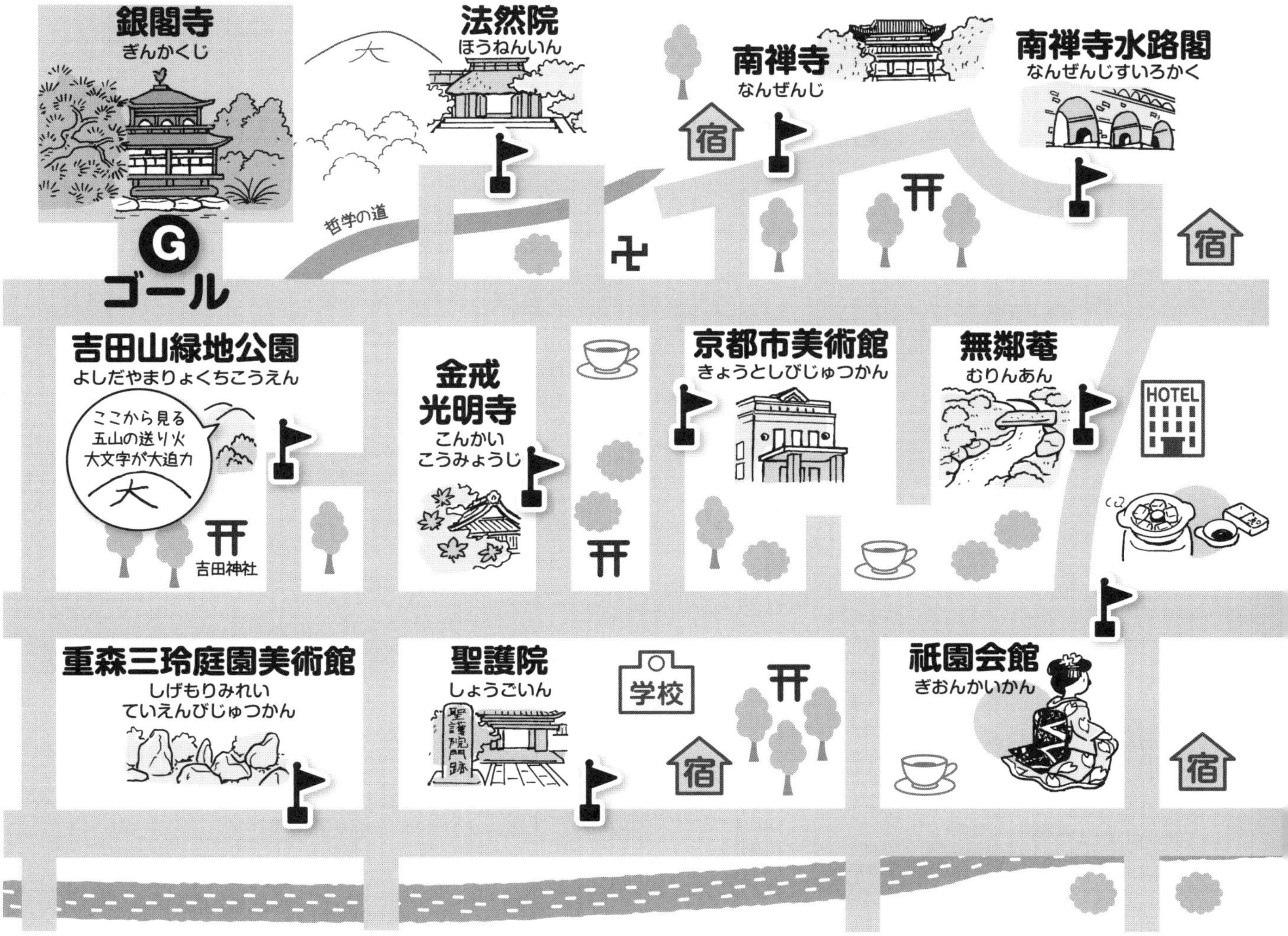

聖護院　修験道《しゅげんどう》（山岳信仰）のお寺の総本山。

重森三玲庭園美術館　庭園家・重森三玲《しげもりみれい》のつくった庭が拝観できる。

吉田山緑地公園　広い丘の頂上が公園に整備されている。

金戒光明寺　浄土宗の七大本山の１つ。地元では「くろだにさん」と呼ばれる。

法然院　浄土宗の開祖・法然の名を冠したお寺。観光名所「哲学の道」に近い。

銀閣寺　慈照寺《じしょうじ》ともいう。もとは足利義政が文明 14 年（1482 年）に開いた山荘で、「東山文化」を代表する建築と庭園を有する。足利義政はここを中心に室町文化の保護者となった。銀閣は国宝。東求堂《とうぐどう》は日本最古の書院造《しょいんづくり》で、国宝に指定されている。庭園は特別史跡・特別名勝に指定。

注）このイラスト地図は、迷路用に作成したもので、名所の位置や方向は実際とは異なります。

京都が生んだ伝統芸能(茶道、華道、香道《こうどう》)

問題 1 日本の伝統芸能は、京都で生まれたものが多いです。平安時代から長らく京都が都だったからです。三道(茶道、華道、香道※)もまた、京都で生まれました。この三道の中で、お寺のお坊さんが仏様にささげることから始まったものは、どれでしょう?

華道

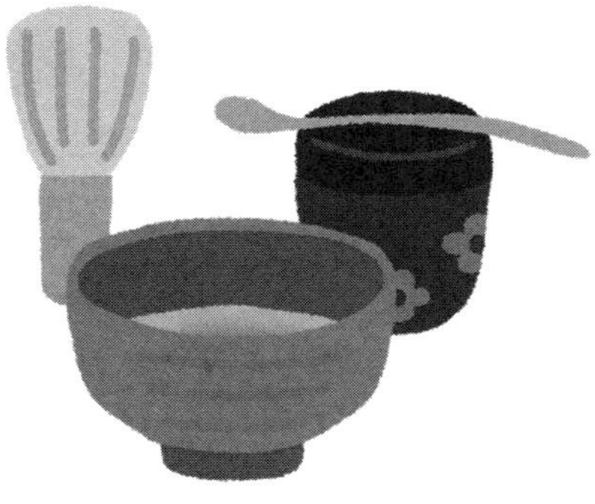

茶道

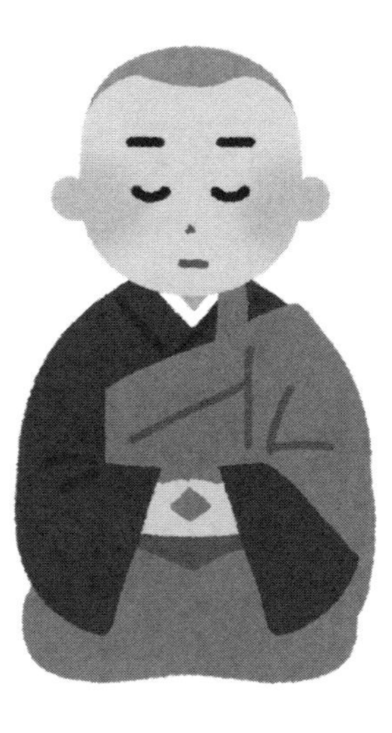

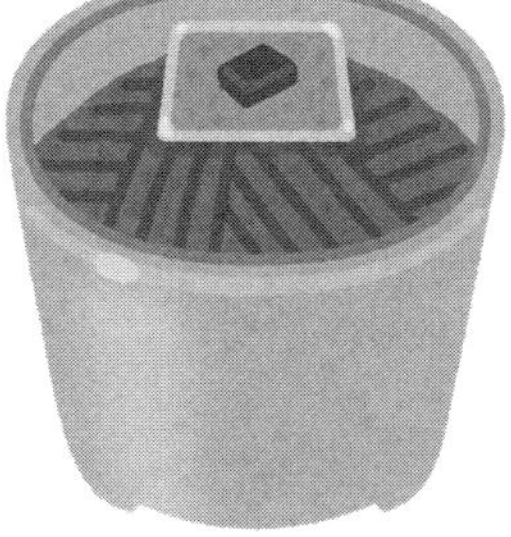

香道

※香道とは、香りのいい香木という木をたくこと。

問題 2 茶道、華道、香道は、それぞれ、

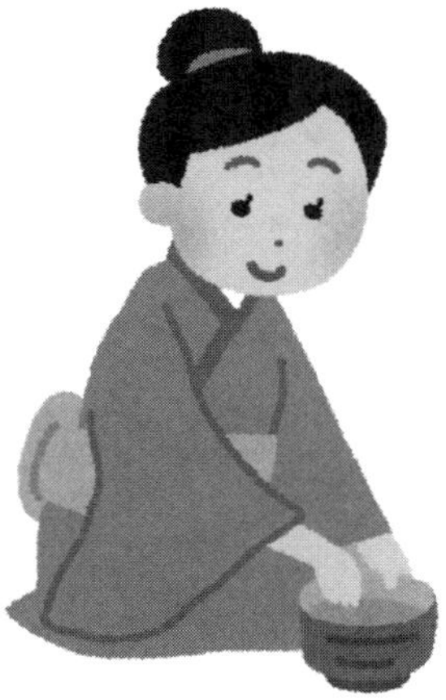

1
お茶を
たてて飲む
[茶道]

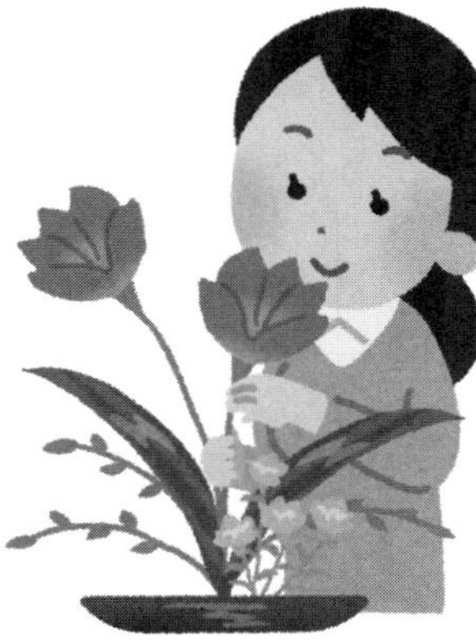

2
花を
活ける
[華道]

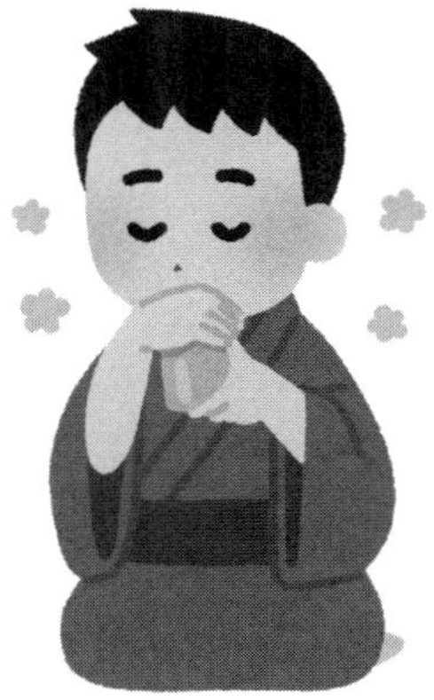

3
香木を焚いて、
香りをかぐ
[香道]

という「型」をもった芸術です。この1～3の中で、「聞《き》き方《かた》」とも言う「型」があるのは、どれかあててください

「女ひとり」の歌でも有名な
人里離れた名所

大原《おおはら》・三千院《さんぜんいん》

問題1

♪ **京都　大原　三千院** ♪

という歌でも有名な大原の三千院。三千院の四季で有名なものを、下の選択肢から、それぞれ１つずつ選んでみましょう。

春 [　　　　　　　　]

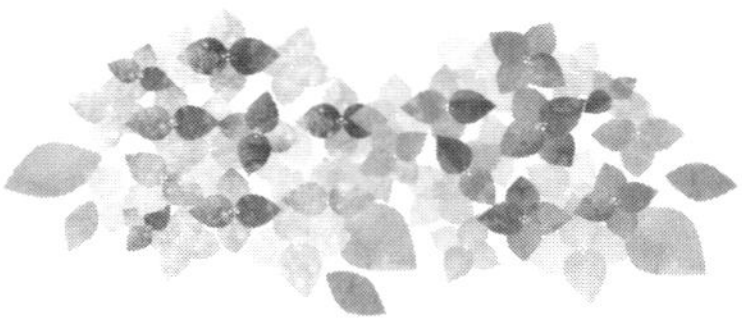

夏 [　　　　　　　　]

秋 [　　　　　　　　]

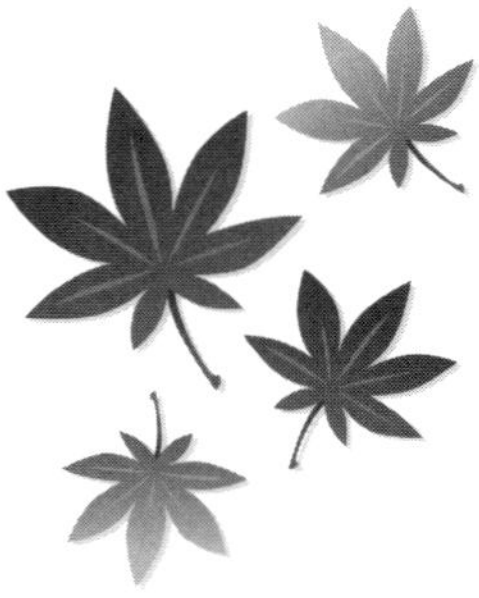

冬 [　　　　　　　　]

選択肢

砂浜　雪崩　柿　雪　海風
苔　紅葉　あじさい

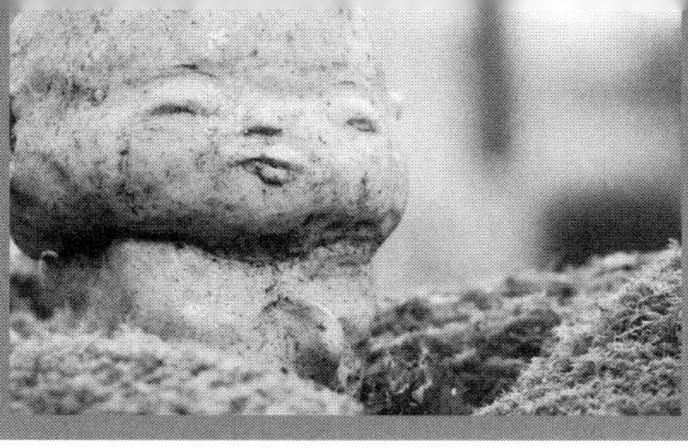

三千院の石仏
緑の庭の中にある石像

問題2 次の文章は、三千院の由来を解説したガイドブックからの問題です。□に、あてはまる語を、選択肢から選んで入れてみましょう。

788年、伝教大師《でんぎょうだいし》1□□が、2□□□延暦寺《えんりゃくじ》を開きました。
そのさい、一院《いちいん》を開いたのが、三千院の始まりです。その後、寺地は山中から、京都市内に移り、3□□□□後に、現在の地に移りました。

選択肢

日露戦争《にちろせんそう》　高野山《こうやさん》　比叡山《ひえいざん》　富士山《ふじさん》
最澄《さいちょう》　空海《くうかい》　栄西《えいさい》
明治維新《めいじいしん》　黒船来航

三千院ともに大原を代表する
緑に囲まれた名刹

大原《おおはら》・寂光院《じゃっこういん》

問題1 寂光院は、推古2(594)年に、□□□□が父の用明《ようめい》天皇の菩提を弔うため、建立されたと伝えられます。空欄に入る人名を書いてください。漢字で四文字です。

□□□□

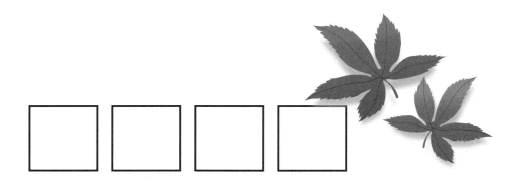

ヒント！

十七条の憲法を
つくった政治家

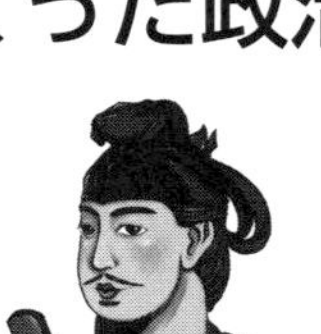

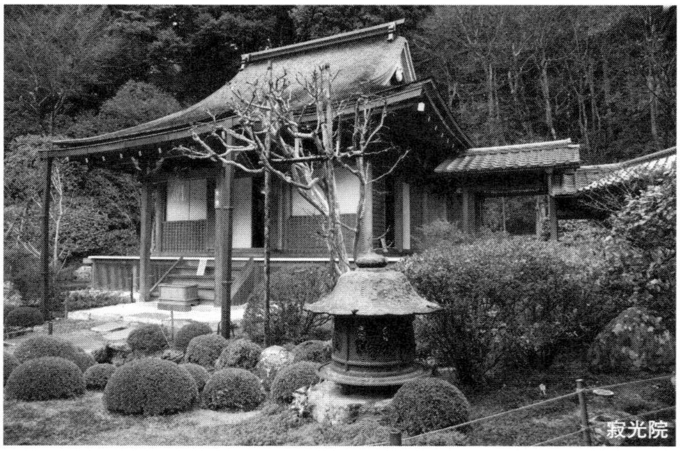

寂光院

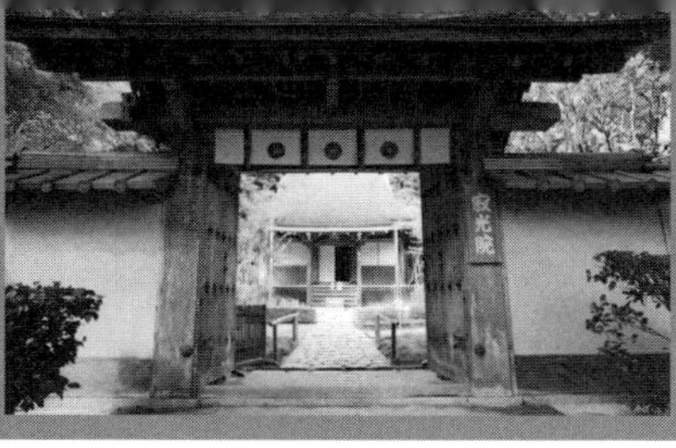

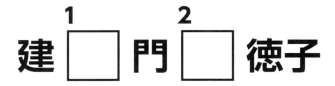

寂光院
京都市左京区大原草生町

問題 2 寂光院は、安徳《あんとく》天皇の母にゆかりのあるお寺です。源氏と平氏の壇ノ浦《だんのうら》の戦いで、平家が滅び、子の安徳天皇が亡くなったことで、菩提《ぼだい》を弔い、終生をこの地で過ごしたとされます。
この女性の名前は

建 □(1) 門 □(2) 徳子

空欄に、あてはまる正しい漢字を、下から選んでください。

1) **冷　礼　例**
2) **院　員　印**

ヒント！「けんれいもんいんとくし」と言います

金閣寺《きんかくじ》

問題 金閣寺を目指す迷路です。京都駅から出発し、鉛筆でたどりながら、の16か所の名所をめぐり、金閣寺まで行ってください。（一度通った道、名所は通れません）

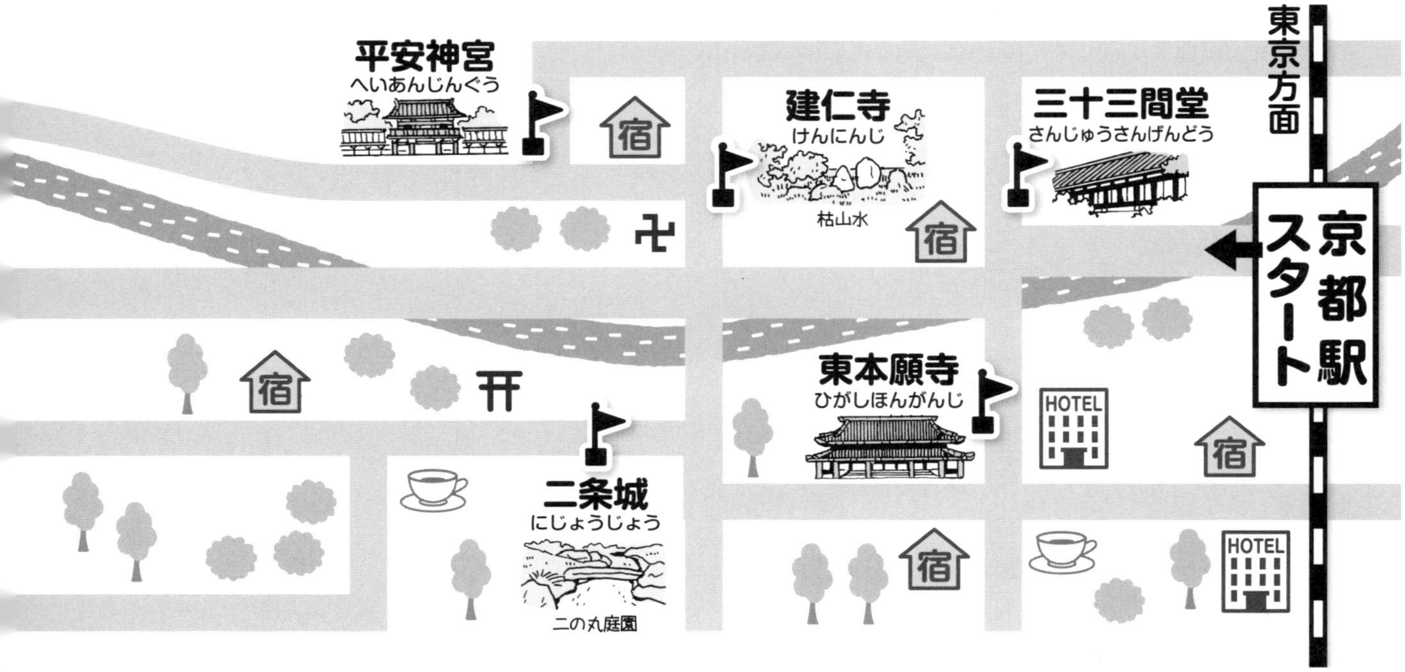

名所案内

三十三間堂　1001体の千手観音像が並んだ様子は壮観。
平安神宮　明治28年（1895年）に、平安遷都1100年を記念してつくられた神社。
建仁寺　俵屋宗達《たわらやそうたつ》の有名なふすま絵「風神雷神図《ふうじんらいじんず》」や枯山水の方丈庭園・大雄苑《だいおうえん》が有名。
東本願寺　真宗大谷派の本山。西側に西本願寺がある。
二条城　徳川家康が京の宿として建設した城。家康と豊臣秀頼の会見場所としても有名。
一条戻橋　一条通りの堀川にかかる橋。昔から鬼女などの伝説がある。
京都御苑　環境省が管轄する国民公園。
真如堂　真正極楽寺《しんしょうごくらくじ》とも呼ばれる。旧財閥の三井グループ（三井家）の菩提寺。
清風荘　京都大学が所有している美しい日本庭園。一般には非公開。

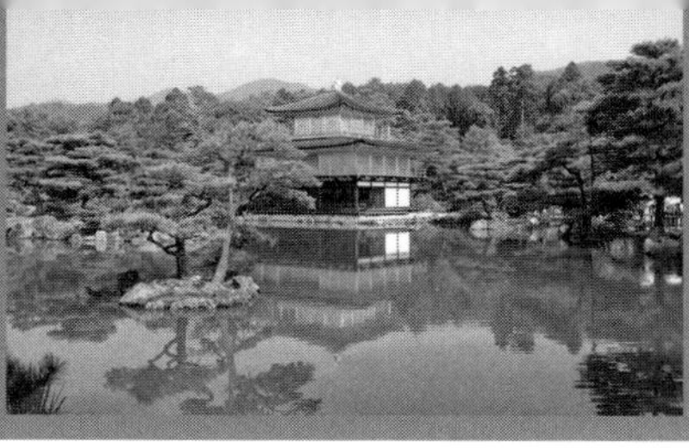

金閣寺（鹿苑寺）
京都市北区金閣寺町

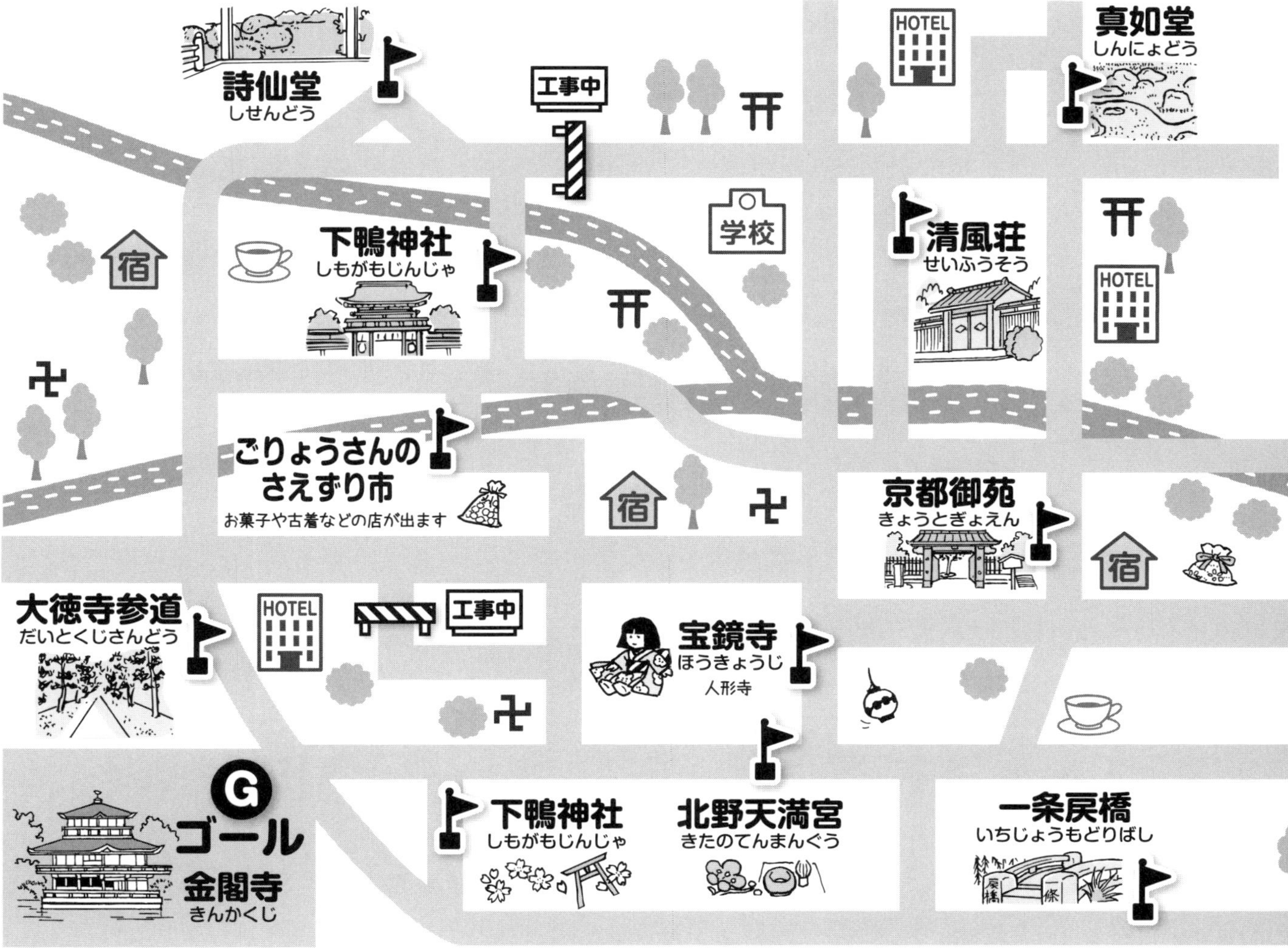

宝鏡寺　人形寺とも呼ばれ、境内には人形を供養する人形塚がある。

北野天満宮　天神信仰の中心で、菅原道真をおまつりしている神社。

ごりょうさんのさえずり市　5月を除く毎月18日、上御霊神社の境内で行われるフリーマーケット。

下鴨神社　賀茂御祖神社《かもみおやじんじゃ》ともいう。世界文化遺産。境内は史跡に指定され、糺《ただす》の森は市民の憩いの場となっている森。

詩仙堂　もとは江戸時代の文人・石川丈山《じょうざん》の山荘だったお寺。

大徳寺参道　大徳寺の中にある、竹林と苔が美しい参道。

平野神社　創建は平城京の時代にさかのぼるとされる。桜の名所として有名。

金閣寺　鹿苑寺《ろくおんじ》ともいう。足利義満《あしかがよしみつ》が「北山殿」と呼ぶ別邸をおいたのがはじまり。世界文化遺産。

注）このイラスト地図は、迷路用に作成したもので、名所の位置や方向は実際とは異なります。

平安時代の政治

問題1 平安時代、都があった京都。
政権を維持する天皇のそばには、

1 摂政《せっしょう》
2 関白《かんぱく》
3 太政大臣《だじょうだいじん》
4 太閤《たいこう》

といった役職がいました。天皇に助言し、
相談役のような役割をつとめるのは、どれ？

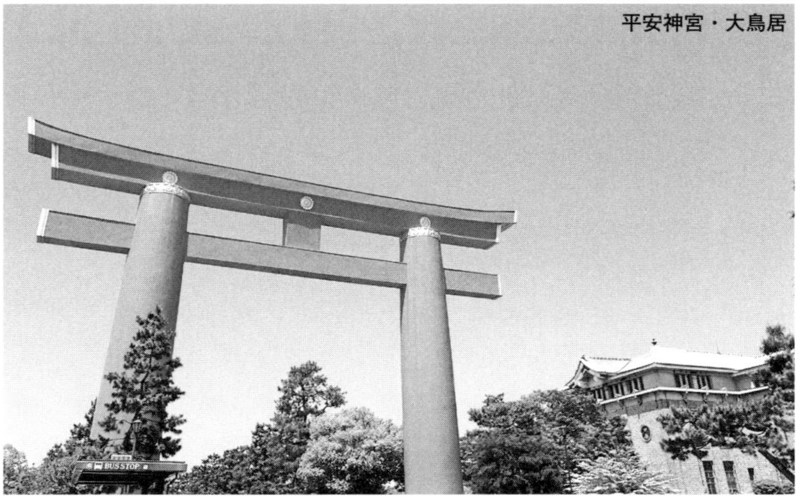
平安神宮・大鳥居

問題 2 天皇のそばにある役職で、もう１つ、重要なものに征《せい》夷《い》大将軍《たいしょうぐん》があります。まつろわぬ東北の地を制圧するよう任命されたこの役職。次の中で、征夷代将軍ではない人は、誰でしょう？

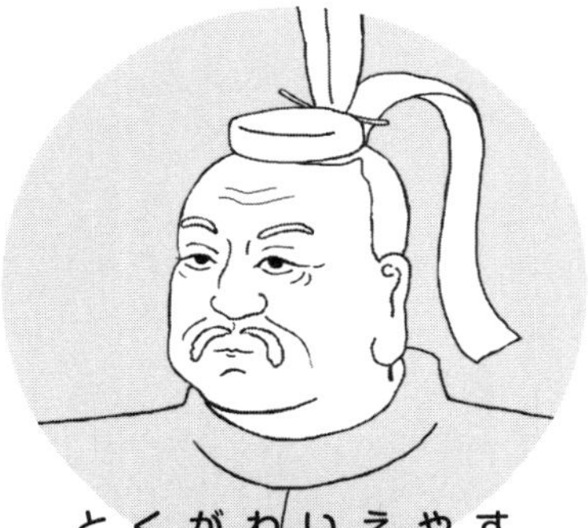

1） 徳川家康《とくがわいえやす》

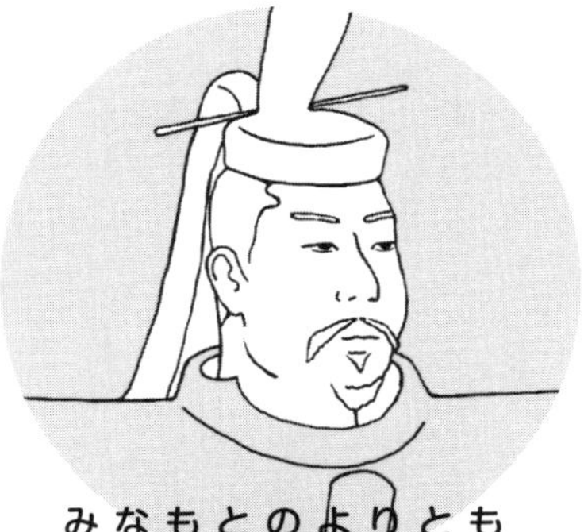

2） 源頼朝《みなもとのよりとも》

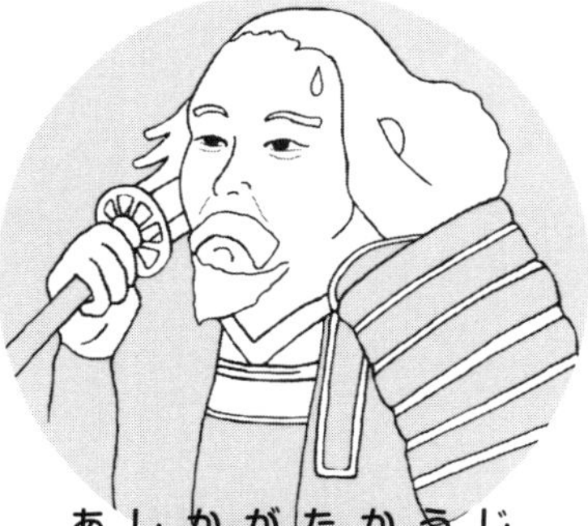

3） 足利尊氏《あしかがたかうじ》

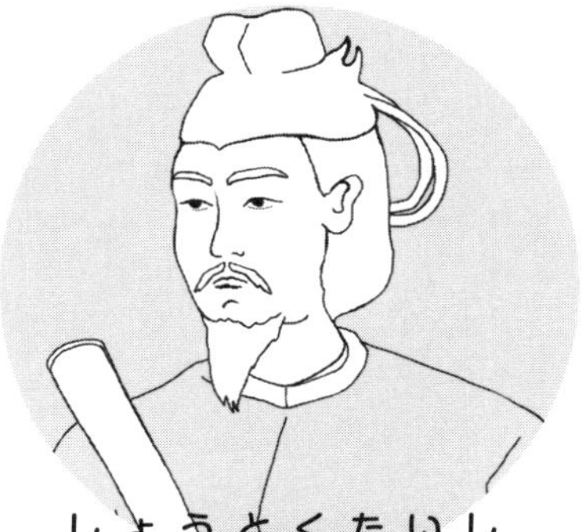

4） 聖徳太子《しょうとくたいし》

「学問の神様」菅原道真をまつり
全国から受験生が参詣する神社

北《きた》野《の》天満宮《てんまんぐう》

問題 「天神様」「天神さん」と親しまれる、菅原道真《すがわらのみちざね》をまつった北野天満宮。この神社には「天神さんの七不思議」と呼ばれるものがあります。この「七不思議」を説明した１～７の文章を読み、それぞれの名称はなんと言うのか推測し、選択肢から選んでください。

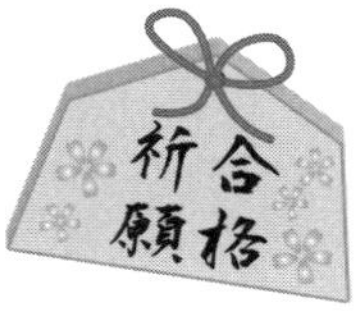

1） 北野天満宮の本殿は、背面にも御神座《ごかんざ》があり、正面だけでなく後ろからも拝める。

＿＿＿＿＿＿

2） ここには、神様の像が刻まれている。その口の部分に小石をのせて、落ちなければ、それを財布に入れてお祈り。そうすれば、金運がくる、とされる。

＿＿＿＿＿＿

3） 大鳥《おおとり》居《い》をくぐってすぐ右手にある松の木は、創建時（947 年）からあると言われる御神木《ごしんぼく》。

＿＿＿＿＿＿

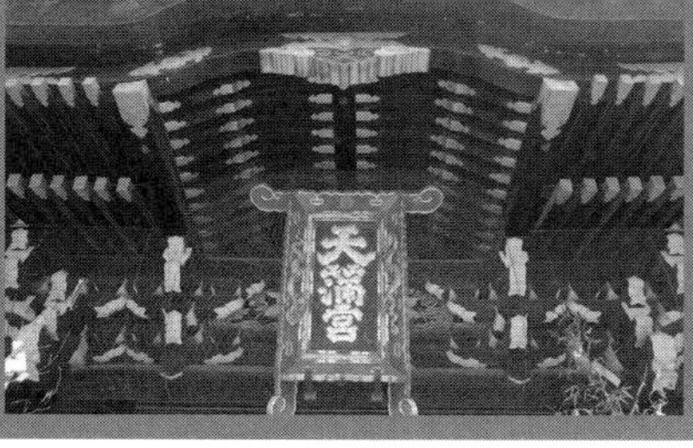

北野天満宮
京都市上京区御前通

4) 本殿の前の中門のことで、門の名は日・月・星の彫刻に由来していると言われる。

____

5) ふつう、本殿は参道の正面にあるが、ここには地主《じぬし》神社というお社《やしろ》が以前からあった。そのため、本殿は正面を避けて創られた。

____

6) 菅原道真が丑年《うしどし》生まれであったこととも、関連があるが、拝殿の欄間《らんま》には、これが刻まれている。

____

7) 境内の北西にある小山。昔、この近辺では天狗がいたという伝説もある。

____

選択肢

A . 影向松《ようごうのまつ》　B . 筋違《すじちが》いの本殿《ほんでん》　C. 星《ほし》欠《か》けの三光門《さんこうもん》
D. 大黒天《だいこくてん》の燈篭《とうろう》　E. 唯一《ゆいいつ》の立《た》ち牛《うし》　F. 裏《うら》の社《やしろ》　G. 天狗山《てんぐやま》

こらむ **北野天満宮** 北野天満宮は、平安時代の天暦《てんりゃく》元年（947）の創建。菅原道真をご祭神とし、全国に約 1 万 2000 社ある天満宮、天神社の総本社。 ご祭神の道真は「天神さん」とも呼ばれ、学問の神様としても親しまれている。江戸時代、読み書きやそろばんを教える寺子屋が全国にできると、教室には「天神」がまつられ、道真の姿を描いた「御神影」が掲げられたりした。そこから、天神様は学業成就の神様として定着したとされる。

龍安寺《りょうあんじ》

問題 龍安寺を目指す迷路です。京都駅から出発し、鉛筆でたどりながら、の16か所の名所をめぐり、龍安寺まで行ってください。（一度通った道、名所は通れません）

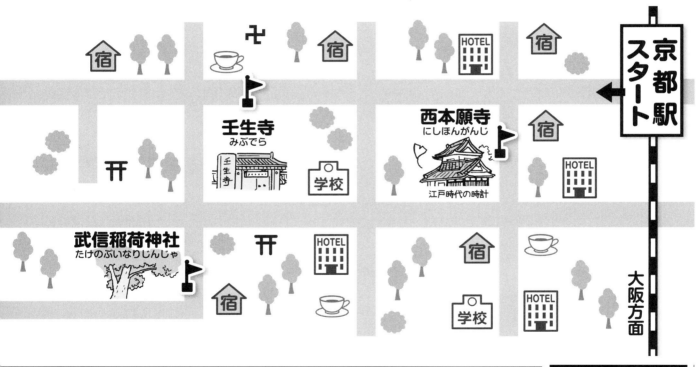

名所案内

西本願寺（本願寺） 堀川通に面した浄土真宗本願寺派の本山。世界文化遺産。
壬生寺 新選組にゆかりがあり、近藤勇の銅像などがある。
武信稲荷神社 平安時代の藤原家にゆかりのある神社。必勝、命名に利益がある。
法輪寺 御本尊は虚空蔵菩薩《こくうぞうぼさつ》（知恵の仏）。「さがのこうぞうさん」と親しまれている。
神泉苑 東寺真言宗の寺院。池を囲んだ庭園が美しい。
樂美術館 楽焼《らくやき》の作品を専門に展示した美術館。
廬山寺 『源氏物語』の作者・紫式部の邸宅跡であるお寺。
晴明神社 陰陽師・安倍晴明《あべのせいめい》をまつる神社。パワースポットとしても有名。

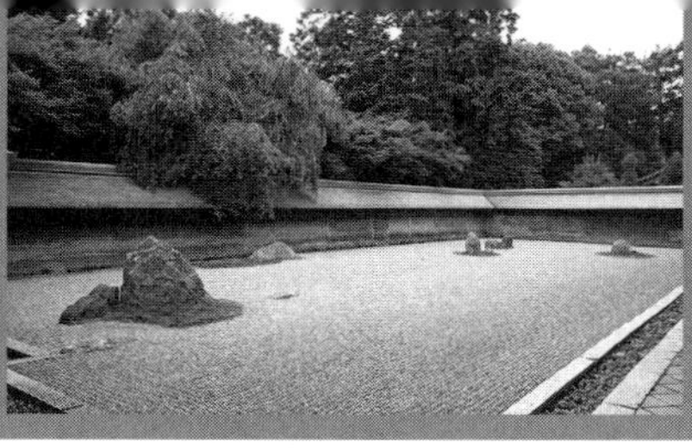

龍安寺
京都市右京区龍安寺御陵下町

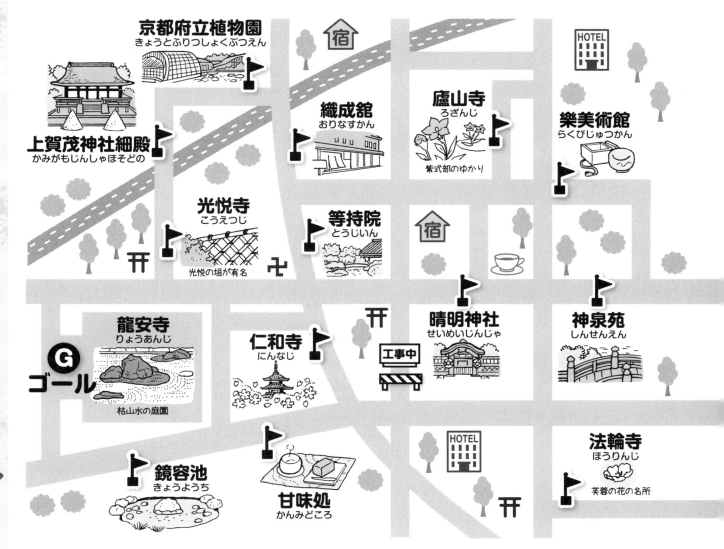

等持院　足利氏の菩提寺で、足利尊氏《あしかがたかうじ》の墓がある。
織成舘　手織りのミュージアム。工房の見学から手織体験などもできる。
京都府立植物園　日本で最初につくられた公立の植物園。
光悦寺　江戸時代の文化人・本阿弥光悦《ほんあみこうえつ》の邸宅跡につくられたお寺。
仁和寺　宇多《うだ》天皇が仁和《にんな》４年（888 年）に創建。世界文化遺産。
鏡容池　龍安寺の境内になる美しい池。敷地の約半分を占める大きさ。
龍安寺　史跡・特別名勝に指定された枯山水の方丈庭園は、石庭として有名。世界文化遺産。

注）このイラスト地図は、迷路用に作成したもので、名所の位置や方向は実際とは異なります。

第2章　北から西をめぐる「トラベル&脳トレ」

京都の人気お土産

問題 1　１～７は、京都のお土産で、人気の高いベスト７の説明です。それぞれの名前を、下記の選択肢から選んでください。

1）　お肌につけたり、髪の毛につけたりするもの。

＿＿＿＿＿＿

2）　将棋の駒にも使われるような、かたい木材でつくられている。使えば使うほど、年月ともに独特の味わい豊かな色になる。

＿＿＿＿＿＿

3）　水がきれいな京都では紙すきが伝統的に盛んで、昔から女性の間で流行。舞妓さんに愛用されてきた。

＿＿＿＿＿＿

4）　江戸時代に一世を風靡した琴の発展に尽力した音楽家をしのんで、その名前をとり、また形は琴の形に似せてつくられている。

＿＿＿＿＿＿

コスメのルーツも京都
伝統と芸能が育てたアイテムが人気

5) 京都がルーツであり、刀の鍔《つば》に形が似ているところから名付られたと言われる。

＿＿＿＿＿＿＿＿

6) 着物の材料として使われてきた。さまざまな模様が特徴の染め物。

＿＿＿＿＿＿＿＿

7) 最初は、夏野菜のきゅうり、なす、みょうがなどを保存するためにつくられたもの。

＿＿＿＿＿＿＿＿

選択肢

ちりめん
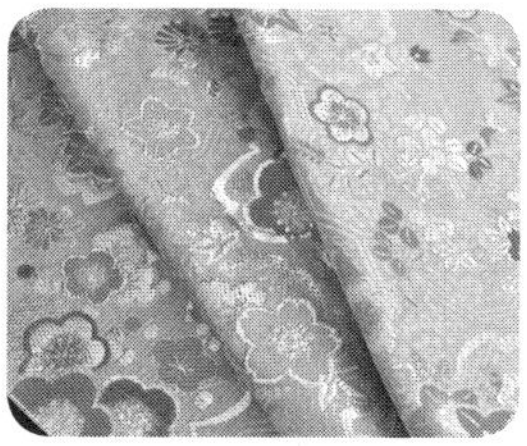

しば漬け
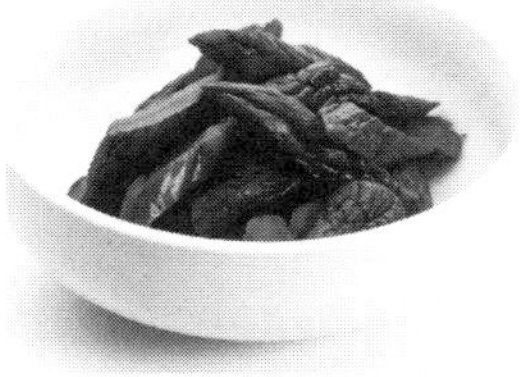

あぶらとり紙
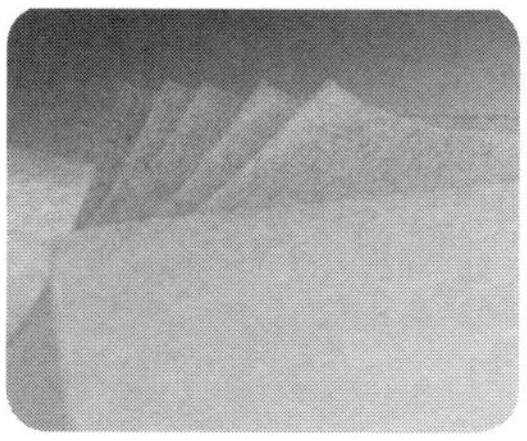

つばき油
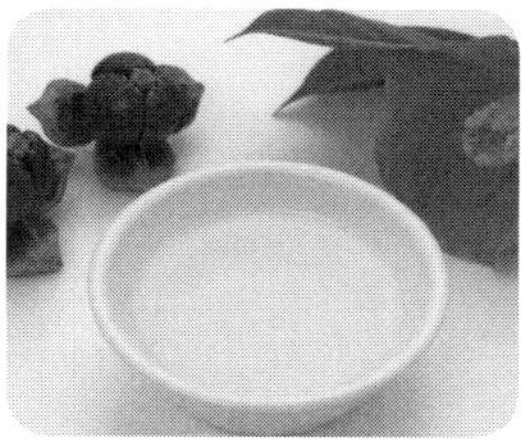

つげぐし
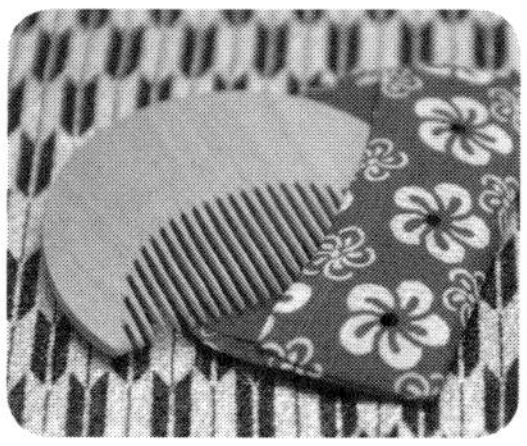

八ッ橋
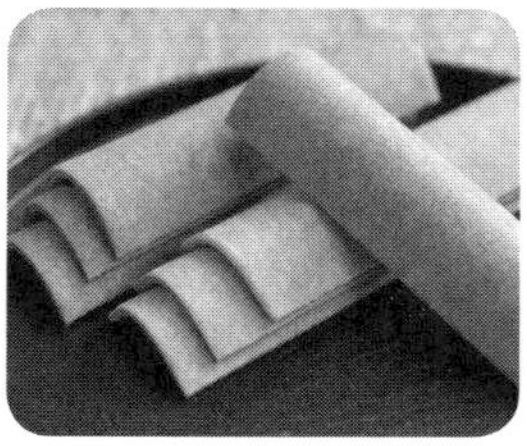

金つば
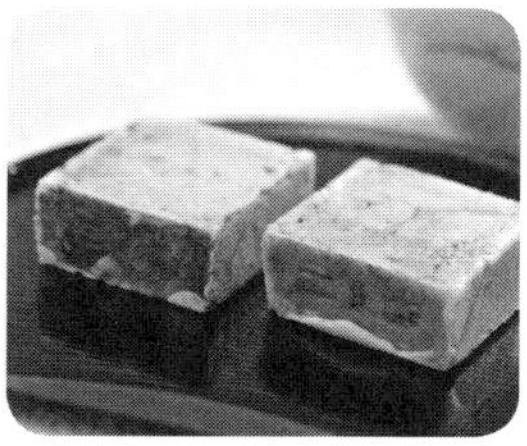

ここでチェック！　脳のイキイキ度テスト

第二章の最後に、今のあなたの脳が、
どれだけイキイキしているか、テストします

問題

計算の瞬発力を試せる問題です。
次の式の空欄に、数字を入れてください

A $64.13=10\times\overset{1}{\boxed{\quad}}+1\times\overset{2}{\boxed{\quad}}+0.1\times1+0.0\overset{3}{\boxed{\quad}}\times3$

B $3.245=1\times\overset{1}{\boxed{\quad}}+0.1\times\overset{2}{\boxed{\quad}}+0.01\times\overset{3}{\boxed{\quad}}+0.001\times\overset{4}{\boxed{\quad}}$

C 52.4の100倍は $\boxed{\quad}$

京都の旅

第3章

西から南をめぐる「トラベル＆脳トレ」

西芳寺《さいほうじ》

問題 西芳寺を目指す迷路です。京都駅から出発し、鉛筆でたどりながら、🚩の18か所の名所をめぐり、西芳寺まで行ってください。（一度通った道、名所は通れません）

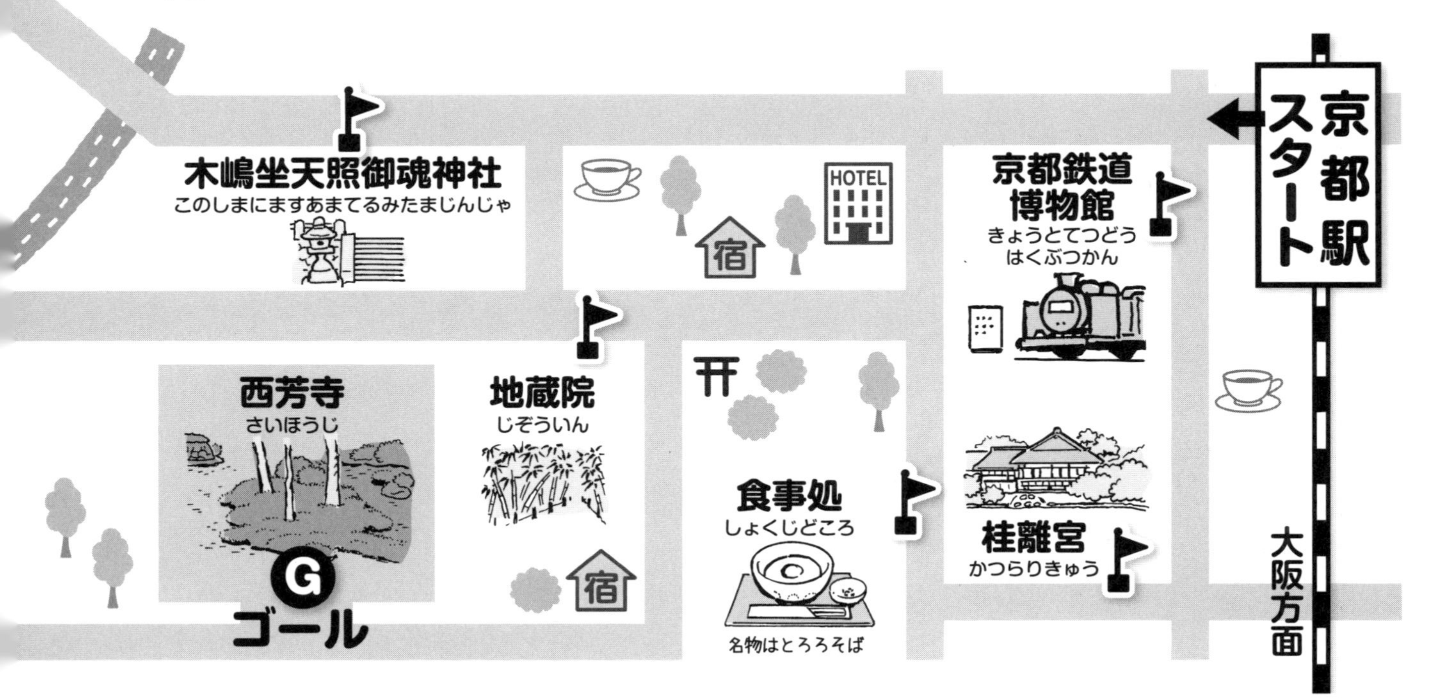

名所案内

京都鉄道博物館　平成28年に開業したばかりの、鉄道の総合博物館。

桂離宮　最高の日本庭園として有名。参観するには宮内庁に事前に申し込みが必要。

地蔵院　竹の寺と呼ばれ、苔と竹林の名所。一休が修業した寺としても有名。

木嶋坐天照御魂神社　「蚕ノ社《かいこのやしろ》」とも呼ばれる。養蚕《ようさん》、織物、染色の神をまつる、古いお社。

法金剛院　律宗のお寺。庭園内には日本最古の人工の滝「青女の瀧」がある。

清涼寺「嵯峨釈迦堂《さがしゃかどう》」と呼ばれ、釈迦如来《しゃかにょらい》の立像がある。

野宮神社　野宮という場所は、『源氏物語』の「賢木《さかき》の巻《まき》」で美しく描写されている。

東映太秦映画村　太秦という地に、かつて多くの映画会社が撮影所を設置した。現在は東映太秦映画村として公開されている。

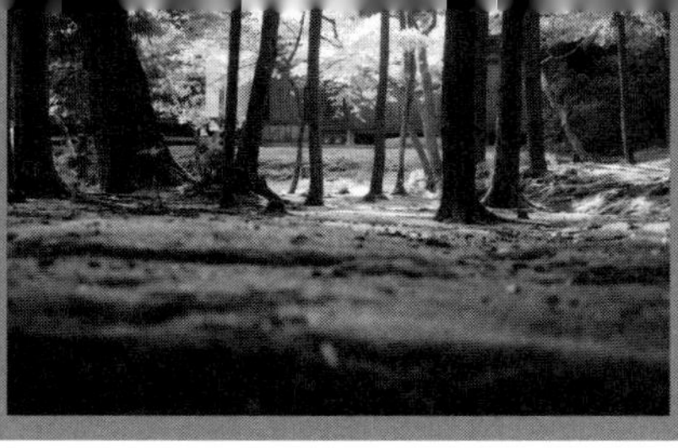

西芳寺（苔寺）
京都市西京区松尾神ヶ谷町

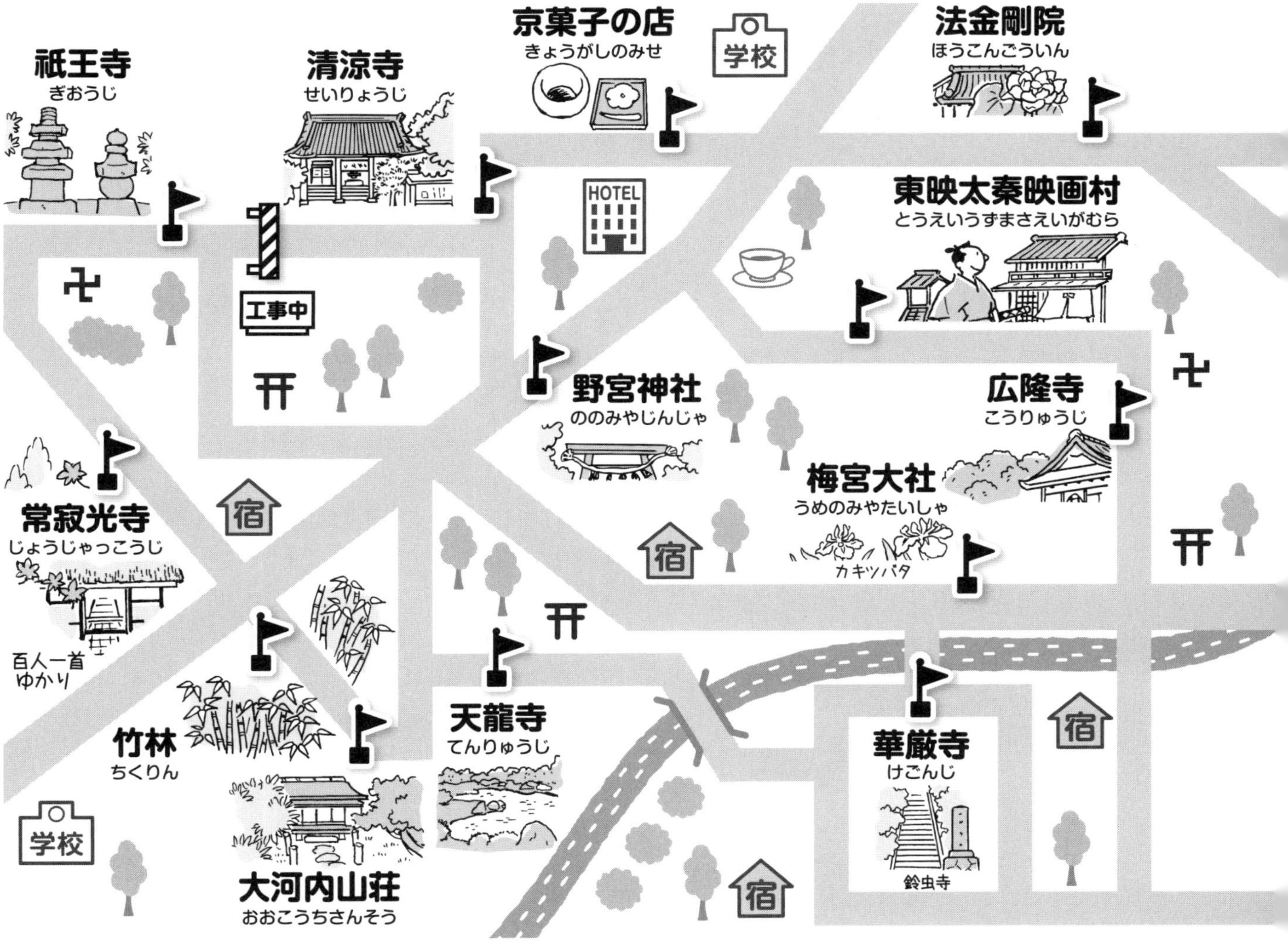

広隆寺　603年に建てられたとされる京都最古の寺。ご本尊の弥勒菩薩像《みろくぼさつぞう》は国宝指定第1号の１つ。
梅宮大社　またぐと子宝に恵まれるという「またげ石」で有名。
祇王寺『平家物語』に登場する古寺。
常寂光寺　小倉山の中腹にある風情のある寺。12 メートルの多宝塔は有名。
大河内山荘　時代劇などで知られる俳優、大河内《おおこうち》傳次郎《でんじろう》がつくらせた庭園。
天龍寺　臨済宗《りんざいしゅう》の大本山で京都五山の１つ。世界文化遺産でもある。
華厳寺　通称「鈴虫寺《すずむしでら》」とも呼ばれる。境内では、秋に限らず四季折々、鈴虫の音を聞くことができる。
西芳寺　奈良時代の行基《ぎょうき》の開創《かいそう》と伝えられる。120 種類ほどの苔が境内を覆いつくしているため、「苔寺《こけでら》」と呼ばれる。世界遺産に登録されている。

注）このイラスト地図は、迷路用に作成したもので、名所の位置や方向は実際とは異なります。

京都にしかないどんぶり

問題 あなたは、京都で定食屋さんに入りました。お品書きを見ると……！
どれも、知らないものばかり。さて、次のどんぶりは、どんなどんぶりか、選択肢から、あてはまる説明文を選んでみてください。

1）ハイカラ丼 ＿＿＿＿

2）木《こ》の葉《は》丼 ＿＿＿＿

3）他《た》人《にん》丼 ＿＿＿＿

4）衣笠《きぬがさ》丼 ＿＿＿＿

5）若竹《わかたけ》丼 ＿＿＿＿

6）舞子《まいこ》丼 ＿＿＿＿

7）芋《いも》かけ丼 ＿＿＿＿

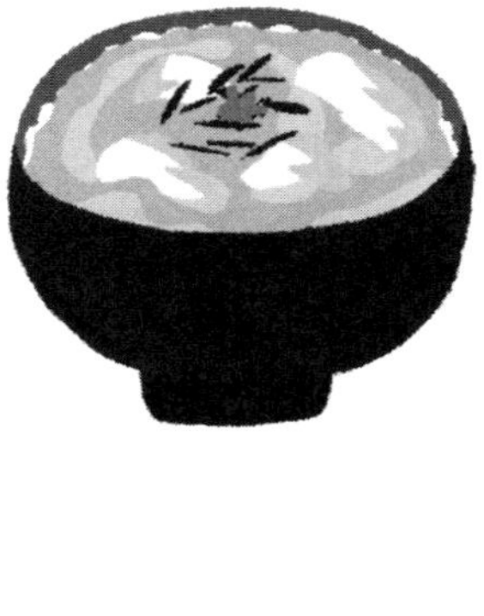

大阪とともにどんぶり文化を代表する
京都の名どんぶりたち

選択肢

A　つくり方は親子丼と同じだが、鶏肉の代わりに豚肉、牛肉を使って卵でとじる。

B　甘辛く炊いた油揚げをメインに、ねぎなどといっしょに卵でとじる。

C　親子丼に似ているが、鶏肉の代わりに天かすを使って卵でとじる。

D　薄く切ったかまぼこを、ねぎなどといっしょに卵でとじる。

E　食感のいい竹の子を中心に卵でとじる。

F　とろろと卵をご飯にかけたもの。

G　柳川鍋をどんぶりにしたようなもの。ドジョウを卵でとじる。

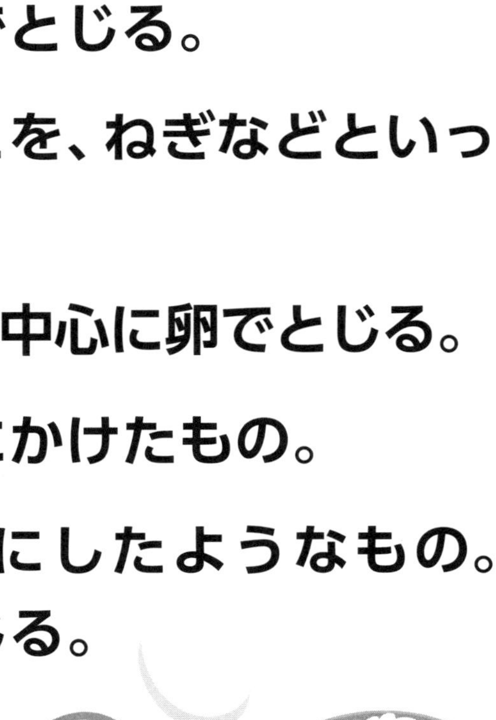

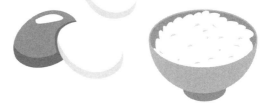

豊かな水の緑に恵まれ
四季折々の美しさがある

嵐山《あらしやま》

問題1 嵐山といえば、保津川《ほずがわ》の舟下りが有名。この舟下りは約16キロメートルの渓谷を約2時間で下ります。平均30分では、何キロメートル、下るでしょうか？

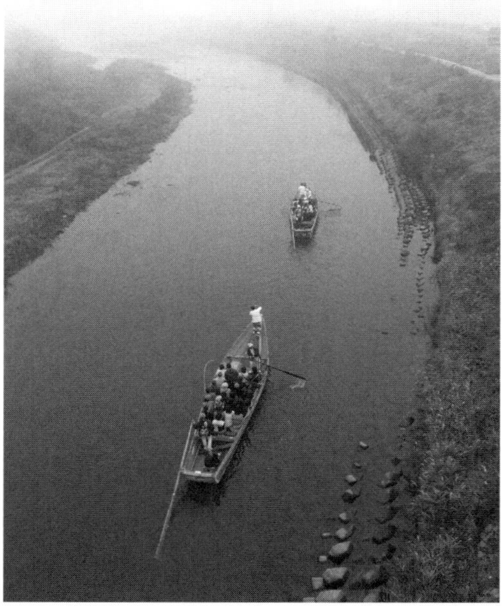

＿＿＿＿＿＿ キロメートル

ヒント！
16 キロメートルが 2 時間（120 分）
60 分だと、120 ÷ 60 ＝ 2 キロメートル

こらむ **嵐山**

嵐山は、標高約 380 メートル。春は桜、秋は紅葉、冬は雪景色が美しい、右京区と西京区にまたがる山。史跡名勝に指定。桂川《かつらがわ》の一帯を含めて嵐山と呼ばれ、散歩できる美しい公園もある。

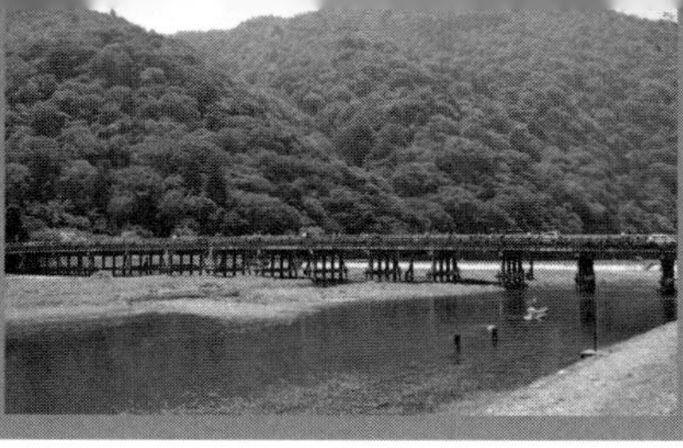

嵐山
渡月橋を中心とした一帯

問題 2 嵐山に観光に来て、夜は食事をしながらお酒でも……。さて、次の言葉は、京都ではどういう意味でしょうか？ 選択肢から、選んでみましょう。

1）おばんざい

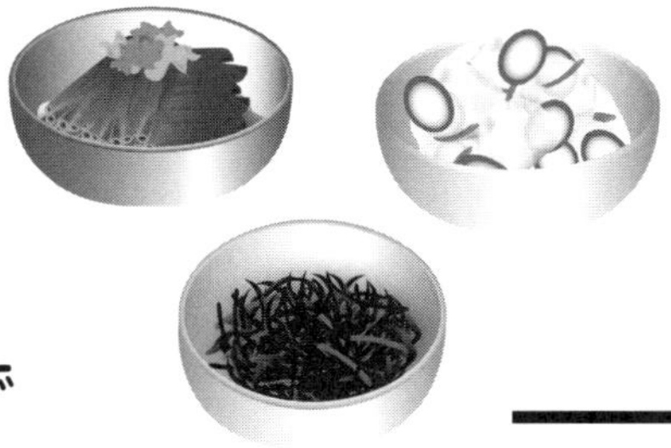

Ⓐ高級素材を使ったおかず
Ⓑ祝いの時に食べるおかず
Ⓒふだん家庭で食べるおかず

＿＿＿＿＿＿

2）たぬきうどん

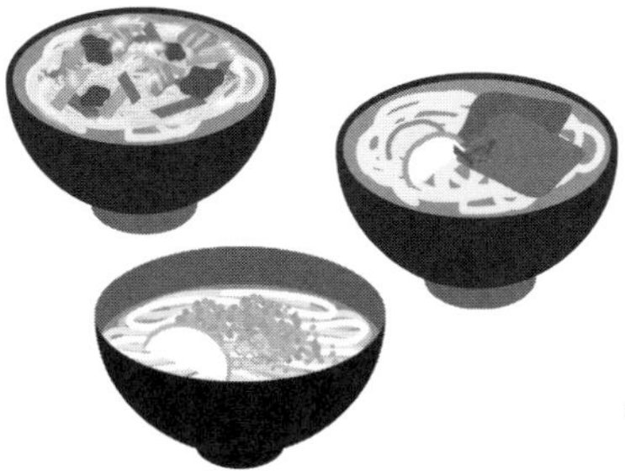

Ⓐあんかけうどん
Ⓑ油揚げの入ったうどん
Ⓒ揚げ玉の入ったうどん

＿＿＿＿＿＿

3）懐石料理

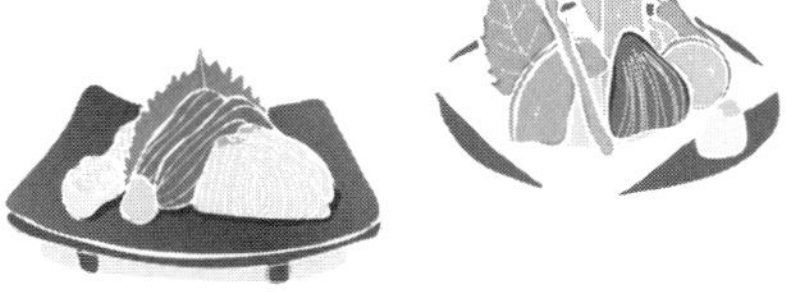

Ⓐ僧侶が勤行の前に食べるご馳走
Ⓑ茶事に由来する、質素な軽い食事
Ⓒすべての料理を石の皿に盛り付けた料理

＿＿＿＿＿＿

問題 1 嵯峨野を観光し、お昼になったのでお食事タイム。お店の人の、美しい京ことばが聞こえてきました。次の京ことばは、それぞれどういう意味でしょうか？ 選択肢から選んでみてください。

1）**おきばりやす**

Ⓐ気を楽にしてください
Ⓑまじめにしてください
Ⓒがんばってください　＿＿＿＿＿＿

2）**はんなり**

Ⓐのんびり
Ⓑはなやか
Ⓒ半人前　＿＿＿＿＿＿

3）**ほっこり**

Ⓐ癒される
Ⓑ暖かそう、ふくよか
Ⓒ頬がこけている　＿＿＿＿＿＿

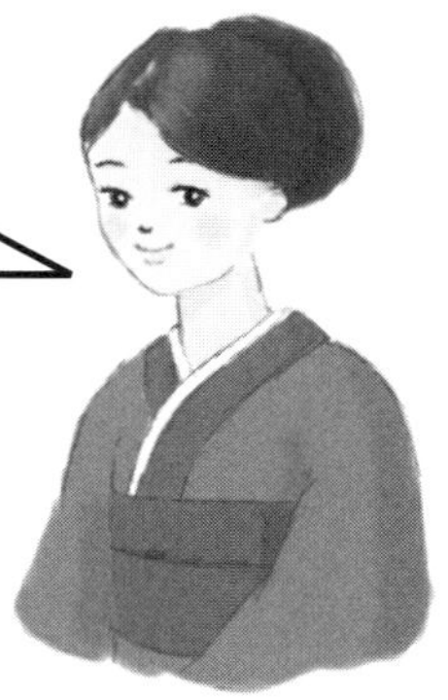

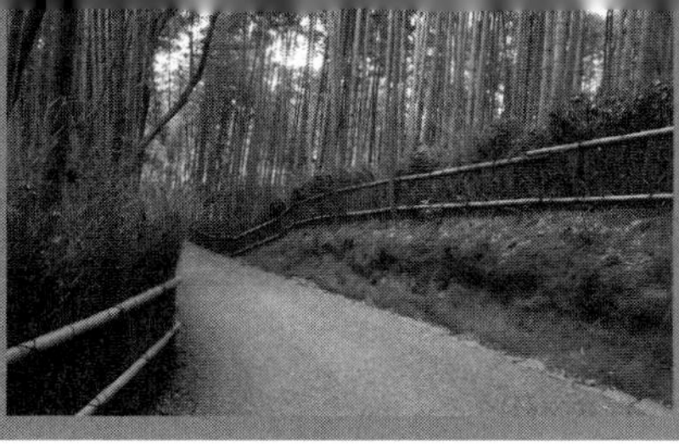

嵯峨野・竹林の道
京都市右京区、桂川の北側

問題 2　ある家族が嵯峨野でトロッコ列車に乗りました。料金は大人が 620 円で、子供は大人の半額。合計で 1860 円でした。この家族構成は、次のどれでしょう？

A　お父さん、お母さん、男の子、女の子

B　お父さん、お母さん、お母さんの姉、男の子

C　お母さん、男の子、女の子２人

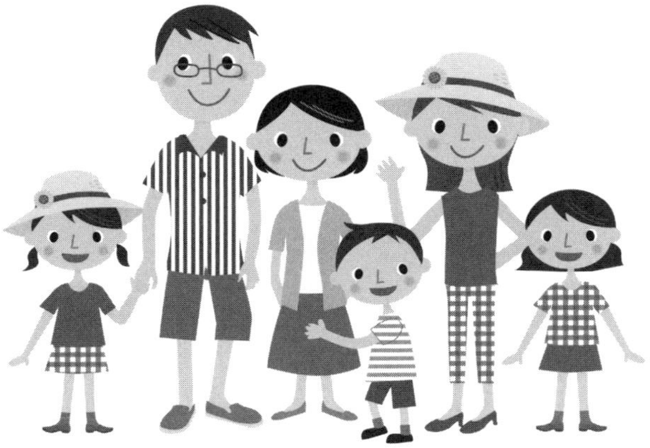

こらむ　**嵯峨野**

嵯峨野は、平安時代の貴族に愛された風光明媚《ふうこうめいび》なところ。以降、別荘なども多く建てられたが、いまでも自然が多く残っている。中でも有名なのが、竹林《ちくりん》。青竹に囲まれた「竹林の道」は、幽玄《ゆうげん》なたたずまいで夏でもひんやりとして風も心地よい。散歩コースとしては、京都一の人気を誇っている。

今なお日本古来の伝統と
織物文化がただよう地域
西陣《にしじん》

問題1 西陣は、織物の町。観光で訪れ、和装のひもを買おうとしています。
3メートル20センチのひもが、4800円です。
1メートルだけほしいのですが、その場合にはいくらになるでしょうか？

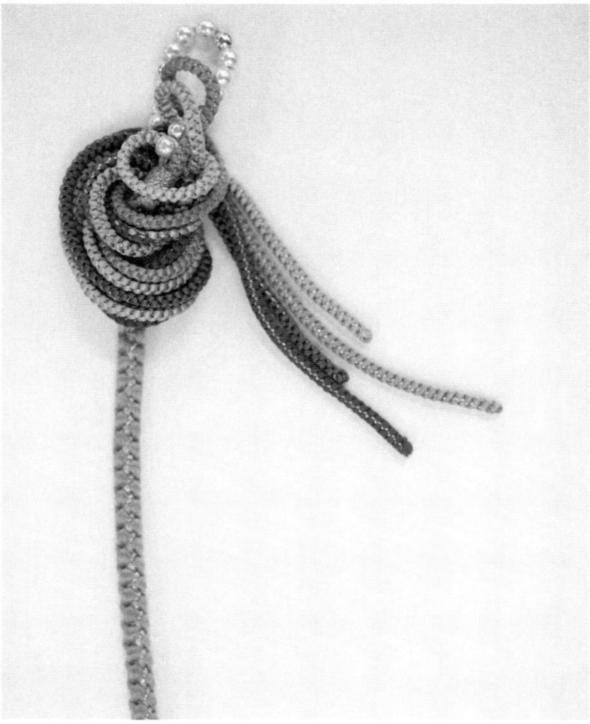

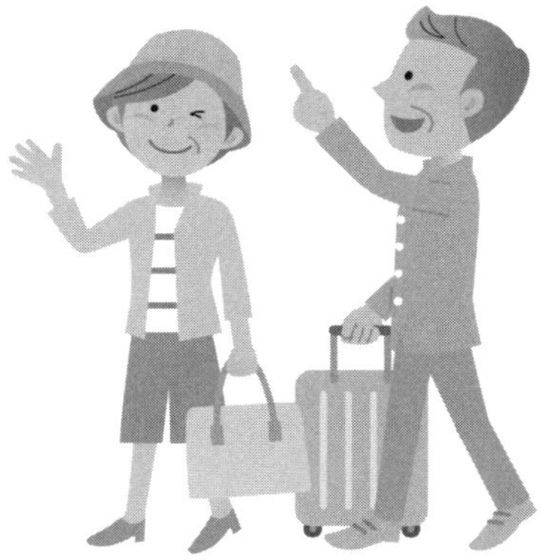

＿＿＿＿＿＿＿＿＿＿円

ヒント！
3メートル 20 センチ＝ 320 センチ
320 センチ＝ 4800 円
100 センチ＝？

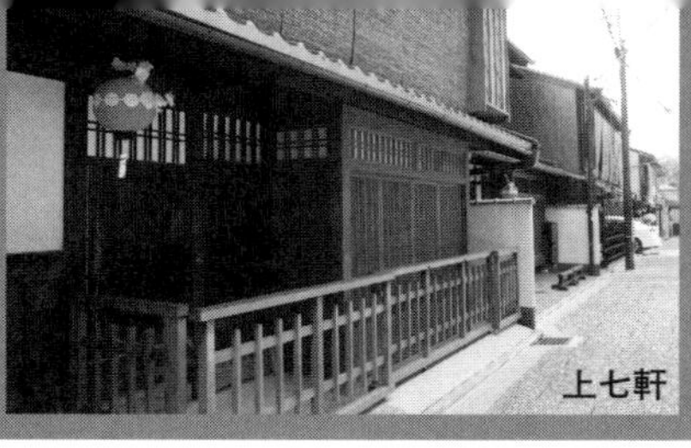
上七軒

西陣
京都市上京区から北区にまたがる一帯

問題2

2016年3月、中央省庁の1つを東京から京都へ移転することが決まりました。中央省庁の地方移転は、明治以来初めてのこと。その省庁は次のどれでしょう？

A　宮内庁

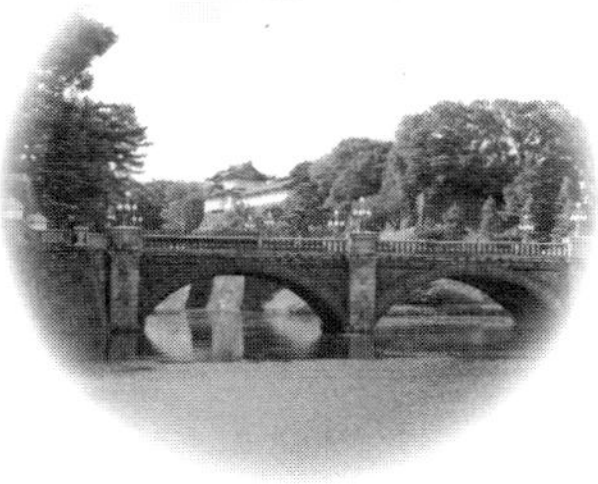

B　環境省

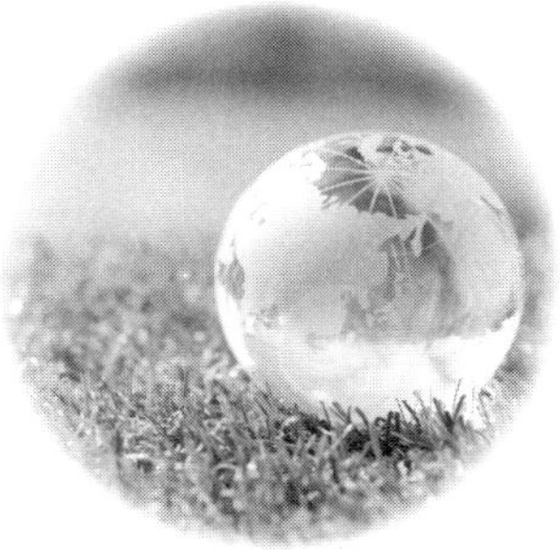

C　文化庁

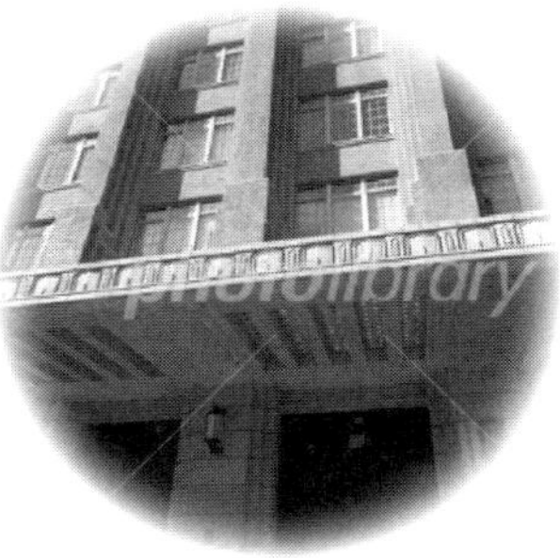

ヒント！　京都には日本の○○があふれている

今日の人気スポット・ベスト6に
迷路でゴー！

東寺《とうじ》

問題 東寺を目指す迷路です。あなたは、鉛筆でたどりながら、 の20か所の名所をめぐり、東寺まで行ってください。

（一度通った道、名所は通れません）

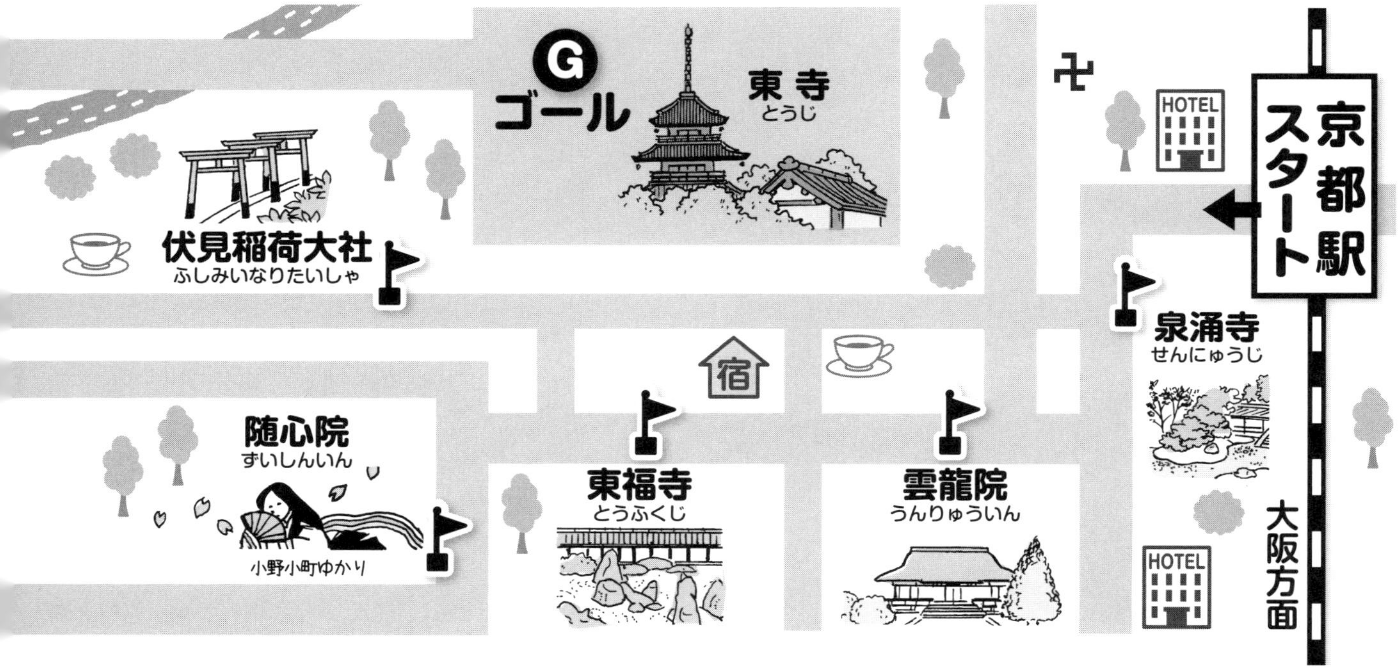

名所案内

泉涌寺　皇室の菩提寺として稀有《けう》な寺。楊貴妃観音像《ようきひかんのんぞう》が安置されている。
雲龍院　泉涌寺の別院。現存する日本最古の写経道場《しゃきょうどうじょう》がある。
東福寺　京都五山の１つとなる。禅寺。日本で最古、最大級の伽藍《がらん》が特色。
伏見稲荷大社　1300年の歴史を持つ神社。初詣では近畿地方の社寺で最多の参拝者を集める。
勧修寺　皇室と藤原氏にゆかりのある寺。ご本尊は千手観音。
随心院　三大美女に数えられる小野小町《おののこまち》ゆかりの寺。毎年「ミス小野小町」が開催される。
醍醐寺　200万坪以上の広大な境内を誇る世界文化遺産。国宝の五重塔が有名。
藤森神社　1800年前、神功皇后《じんぐうこうごう》によって創建された。勝運《しょううん》と馬の神がまつられる。
御香宮神社　神功皇后が主祭神《しゅさいじん》。豊臣秀吉は伏見城の鬼門の守り神とした。

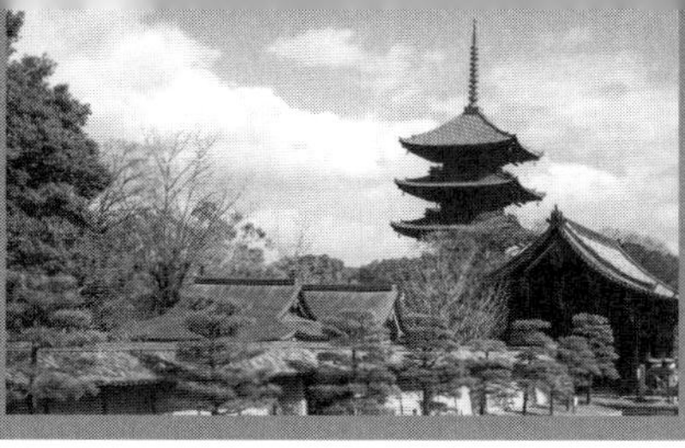

東寺
京都市南区九条町

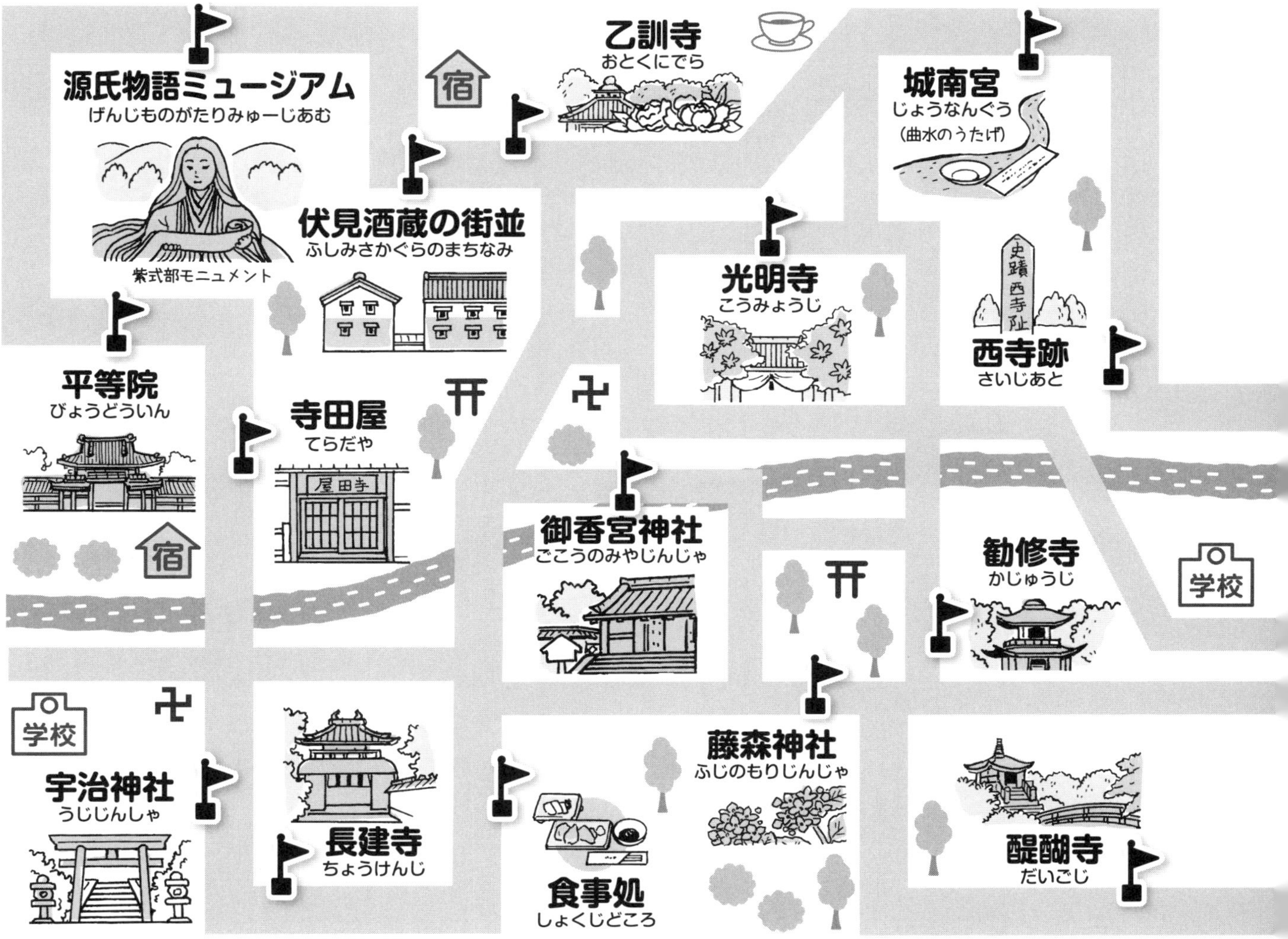

長建寺　ご本尊は８本の腕をもつ弁財天。宝貝《たからがい》というお守りが有名。
平等院　平安時代の藤原氏ゆかりの寺で、世界文化遺産。鳳凰堂《ほうおうどう》はぜひ一度訪れたい名所。
寺田屋　もとは船宿で、幕末に坂本竜馬が襲われた「寺田屋事件」の現場としても有名。
源氏物語ミュージアム　世界最古で最大の長編『源氏物語』を書いた紫式部の像がある。
乙訓寺　聖徳太子が創建したと伝えられる古刹《こさつ》。牡丹の寺としても有名。
光明寺　法然上人にゆかりの寺。紅葉の時期は多くの人々でにぎわう。
城南宮　平安京遷都の時、都を守る宮として建てられたと伝えられる。国常立尊《くにのとこたちのかみ》などをまつる。
西寺跡　平安京時代、東寺と対で建てられた寺だが、火事で消失。跡地は史跡に指定されている。
東寺　平安時代に創建された官寺《かんじ》（国家が監督する寺）。弘法大師《こうぼうだいし》空海ゆかりの寺。世界文化遺産。

注）このイラスト地図は、迷路用に作成したもので、名所の位置や方向は実際とは異なります。

日本茶のふるさとであり
『源氏物語』のゆかりの地としても有名

宇《う》治《じ》

問題1 おいしいお茶を入れる時は、お湯の温度にも気をつけたいもの。それぞれ、お湯は何度ぐらいが適温か、次の選択肢から選んでみましょう。

煎茶 ＿＿＿＿

玉露 ＿＿＿＿

抹茶 ＿＿＿＿

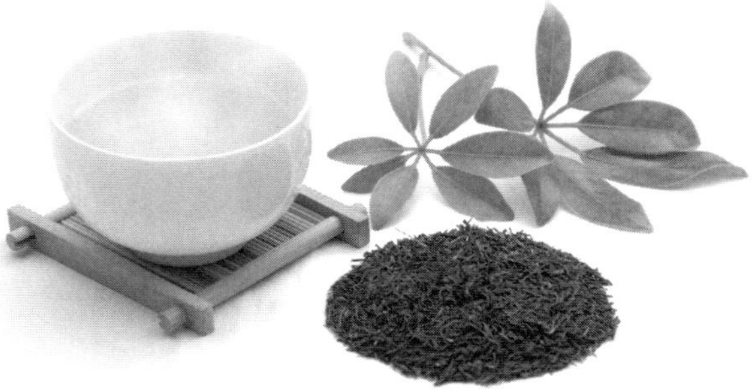

選択肢

1）沸騰したお湯　2）70℃のお湯
3）50 ～ 60℃のお湯

こらむ

宇治茶 宇治茶の起源は、鎌倉時代初頭。明恵上人《みょうえしょうにん》（栂尾山高山寺《とがのをさんこうさんじ》を開く）が宇治に伝えたという。室町幕府の三代将軍、足利義満は、宇治に七つの茶園をもうけた。徳川幕府の時代になると、将軍家への献上品の御《ご》用《よう》茶《ちゃ》として、愛された。宇治には茶園、製茶工場が多く、茶摘みのシーズンは見学できるところもある。

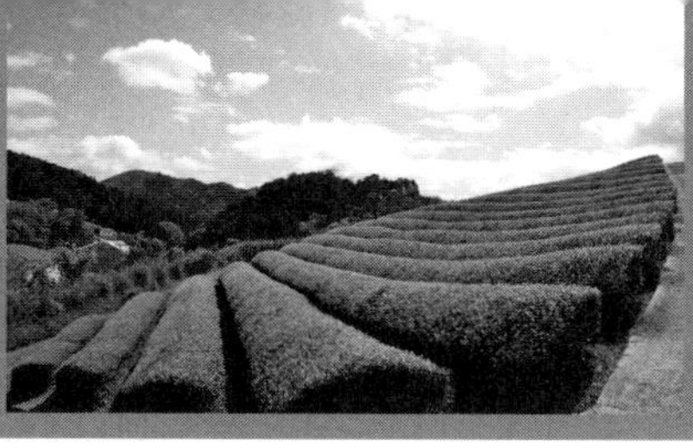

宇治市
京都府の南側にあり、京都市に次いで人口が多い

問題2

紫式部の書いた『源氏物語』は、長篇小説です。物語は、第一部**「光源氏《ひかるげんじ》の誕生から栄華まで」**の三十三帖《ちょう》※、第二部**「光源氏の生涯を終えようとする最後まで」**の八帖、第三部**「光源氏の子、薫《かおる》の半生」**の十三帖で、最後の十帖は、宇治が舞台の**「宇治十帖」**と言います。三部構成だと、全部で［　　］帖です。空欄に入る数字は、どれでしょう？

1）六十四

2）五十一

3）五十四

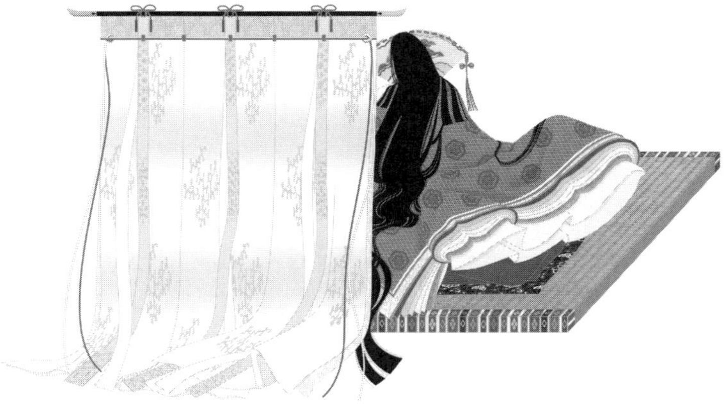

※帖は、紙などををまとめる単位のこと。

ここでチェック！　脳のイキイキ度テスト

第三章の最後に、今のあなたの脳が、
どれだけイキイキしているか、テストします

問題

小学算数でもっとも難しい小数の問題です。0、1、2、3、4、5、6、7、8、9の数字を使って、いちばん大きな小数と、いちばん小さな小数つくります。空欄に入る数字は何？（同じ数字は一度しか使えません）

いちばん大きな小数は [A] 87.6

いちばん小さな小数は [B] 23.[C]

ヒント！　いちばん大きな小数　9.8　いちばん小さな小数　0.1

京都の旅

第4章

平安から現代まで歴史をめぐる

「トラベル＆脳トレ」

京都の食材を代表する
ブランド野菜

京《きょう》野《や》菜《さい》

問題 1 豊かな水資源に恵まれた京都は、土地の名産「京野菜」も有名です。京野菜の名前は、地名が名付けられているものが多いのも特徴です。次の野菜の頭に付く地名を、選択肢から選んでください。

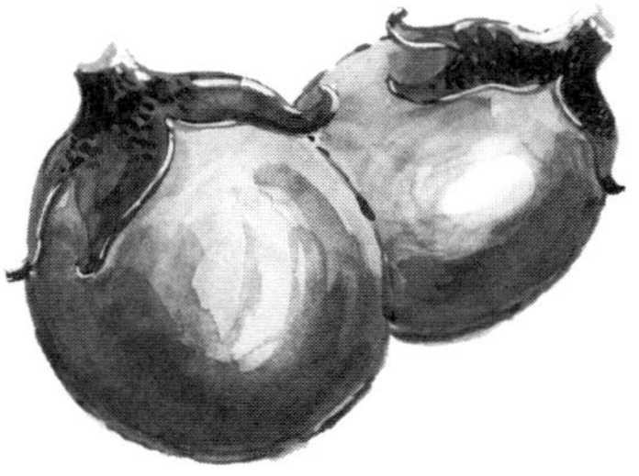

1) ［　　　　　］かぶ

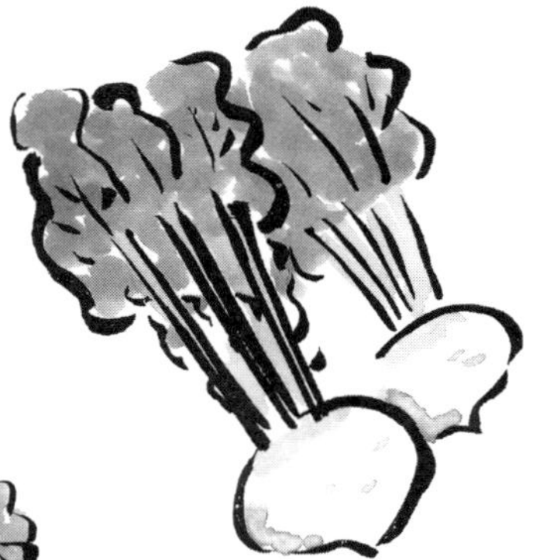

2) ［　　　　　］なす

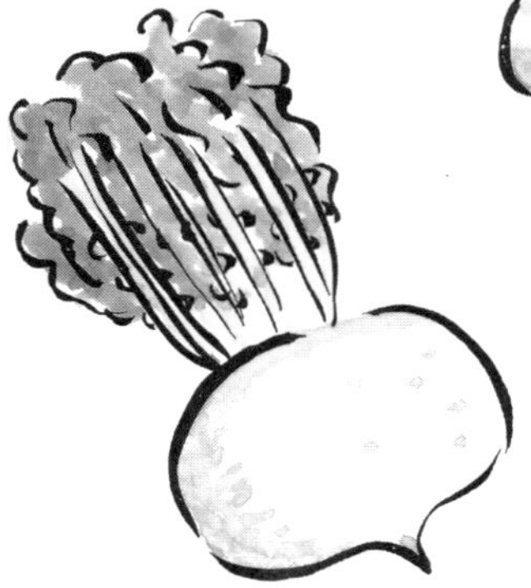

3) ［　　　　　］だいこん

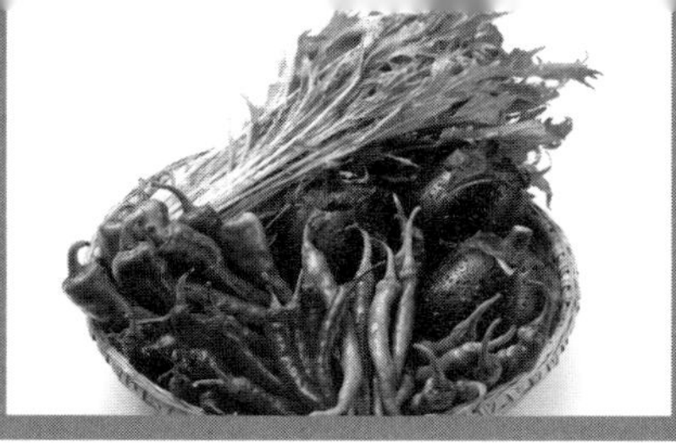
京野菜

4) [　　　　] とうがらし

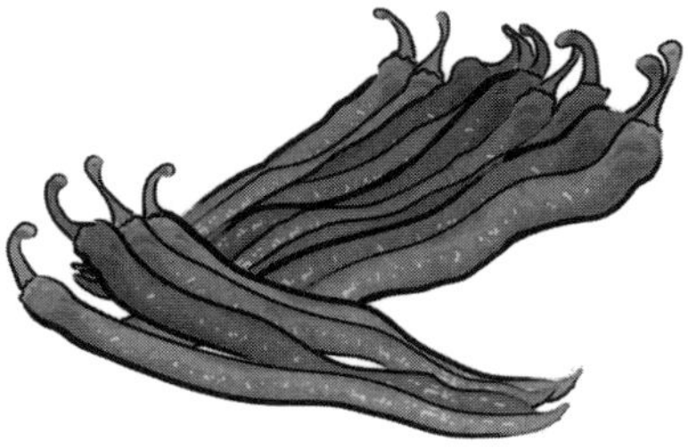

5) [　　　　] かぼちゃ

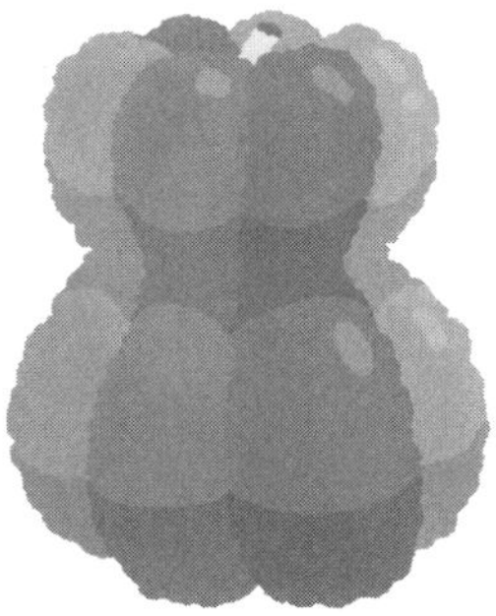

6) [　　　　] ねぎ

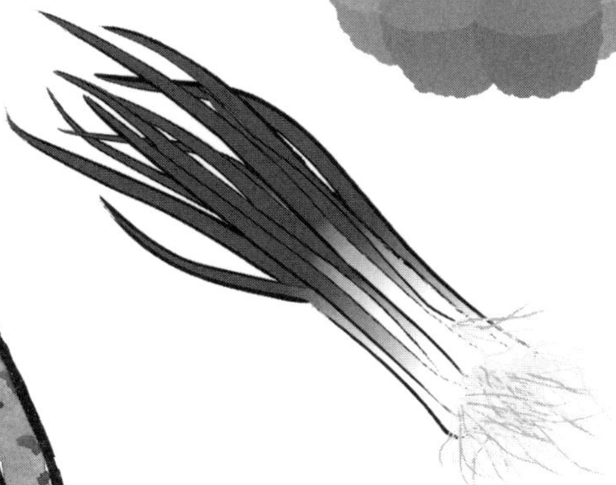

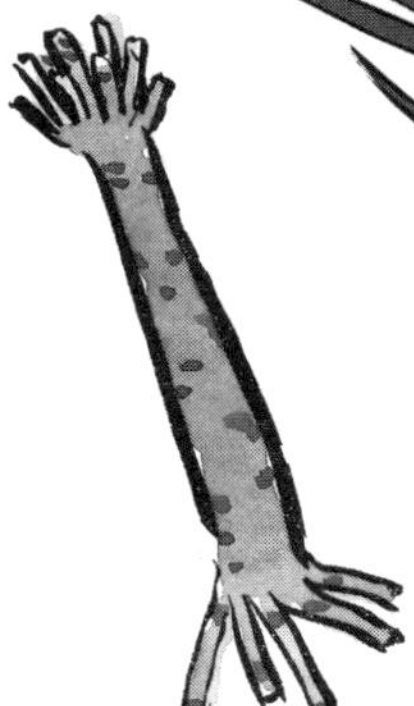

7) [　　　　] ごぼう

選択肢（聖護院は２つあります）

九条《くじょう》　堀川《ほりかわ》　聖護院《しょうごいん》
万願寺《まんがんじ》　鹿ケ谷《ししがたに》　賀茂《かも》　聖護院《しょうごいん》

京都の伝統工芸品

問題 次の写真は、京都、または奈良の伝統工芸品を集めたものです。京都か、奈良か、どちらでしょう？　正しいほうに丸をつけてください。

1）
焼物

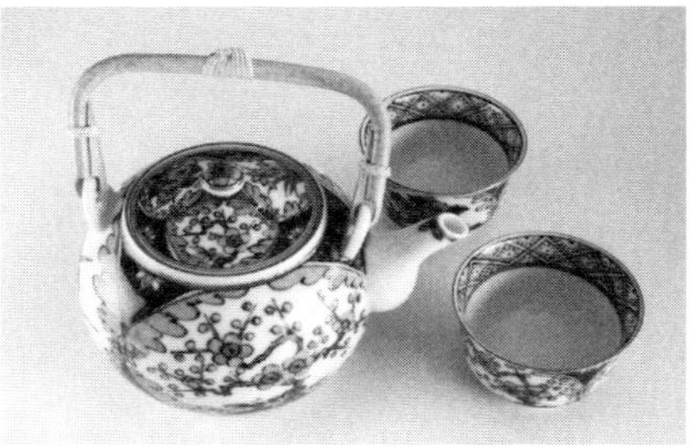

京都　　奈良

2）
能面

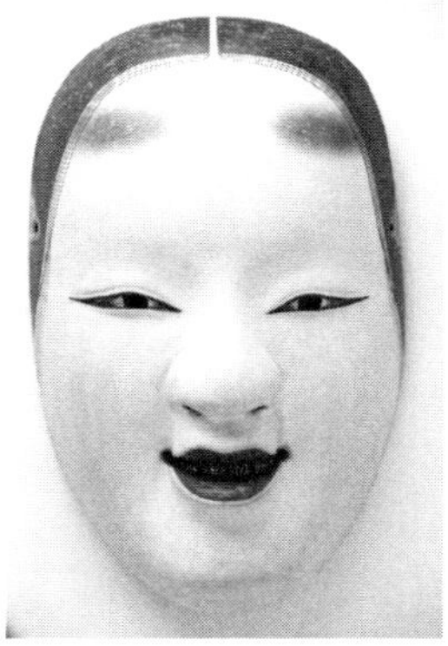

京都　　奈良

3）
織物

京都　　奈良

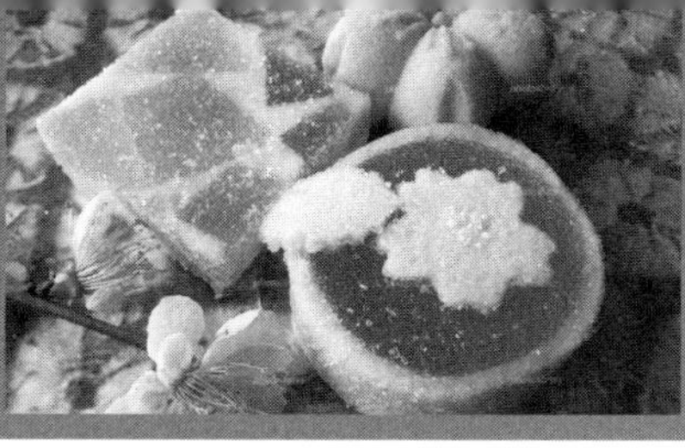

京菓子
日本の和菓子のルーツ

4)
筆

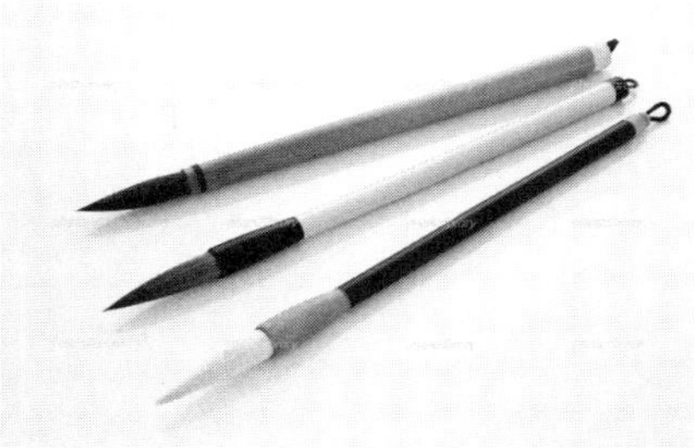

京都　　奈良

5)
友禅

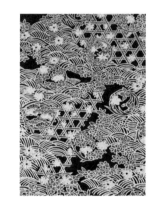

京都　　奈良

6)
扇子

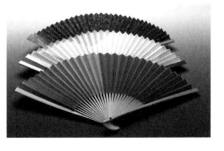

京都　　奈良

7)
茶せん

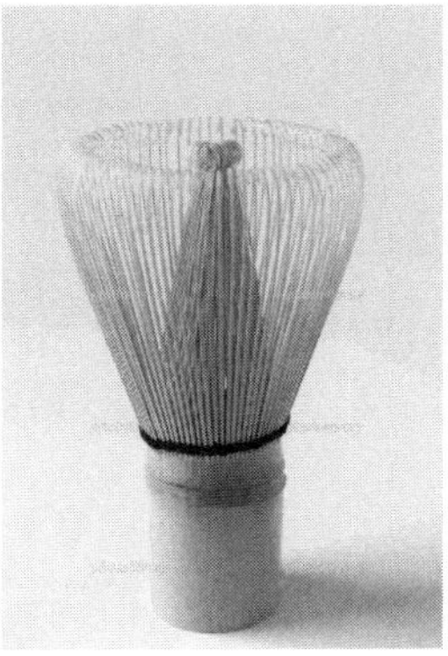

京都　　奈良

世界文化遺産

問題 次は、京都に17か所もある世界文化遺産のリスト（1994年登録）です。あなたはいくつ読めますか？　読み方を入れてみましょう。

1 **賀茂別雷神社**
（京都市北区）

2 **賀茂御祖神社**
（京都市左京区）

3 **教王護国寺**
（京都市南区）

4 **清水寺**
（京都市東山区）

5 **延暦寺**
（滋賀県大津市・京都市左京区）

6 **醍醐寺**
（京都市伏見区）

7 **仁和寺**
（京都市右京区）

8 **平等院**
（宇治市）

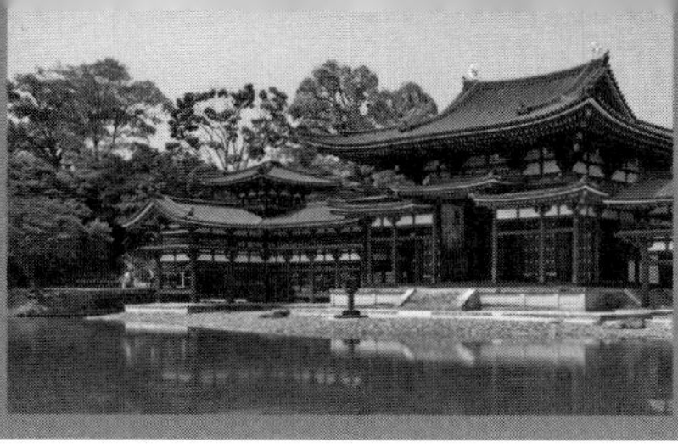

平等院
宇治市宇治蓮華

9　宇治上神社
（宇治市）

10　高山寺
（京都市右京区）

11　西芳寺
（京都市西京区）

12　天龍寺
（京都市右京区）

13　鹿苑寺
（京都市北区）

14　慈照寺
（京都市左京区）

15　龍安寺
（京都市右京区）

16　本願寺
（京都市下京区）

17　二条城
（京都市中京区）

二条城

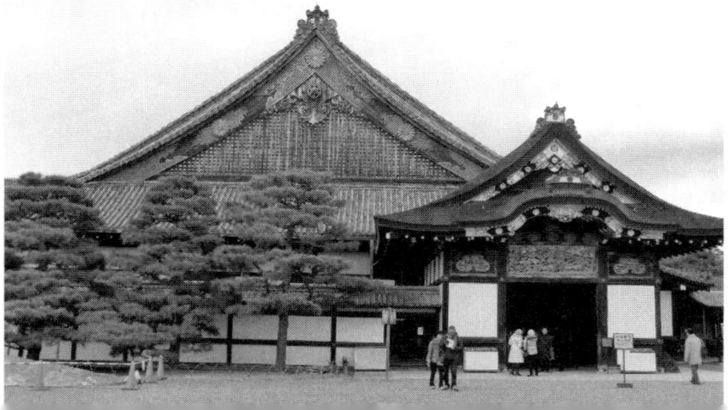

問題 切手コレクションの中でも、国宝を図柄に採用した「国宝シリーズ」は絶大な人気があります。ここに掲載するのは、飛鳥時代、奈良時代、平安時代、鎌倉時代、室町時代の国宝が図柄として選ばれたものです。1～5のそれぞれがどの時代のものか、選択肢から選んでください。

1)

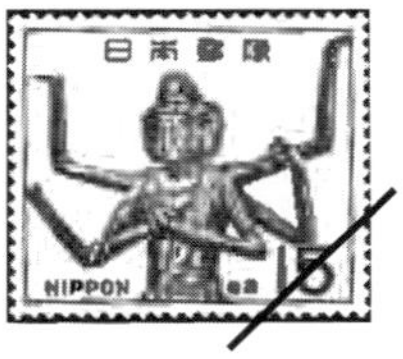

あしゅら

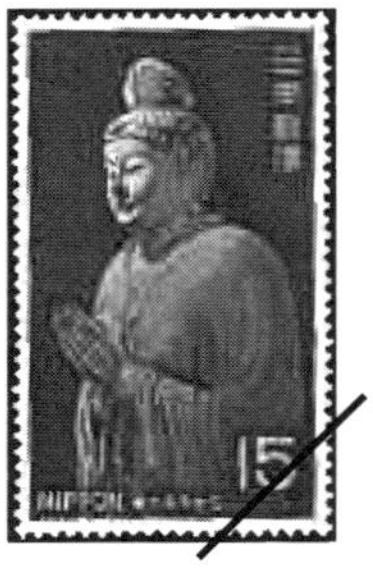

がっこうぶつ

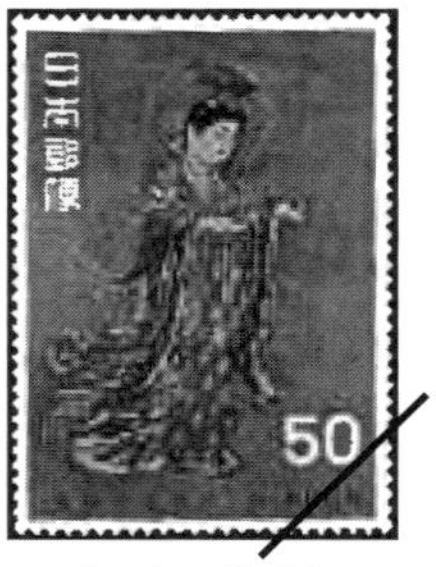

吉祥天《きっしょうてん》

＿＿＿＿＿時代

2)

銀閣

八角三重塔

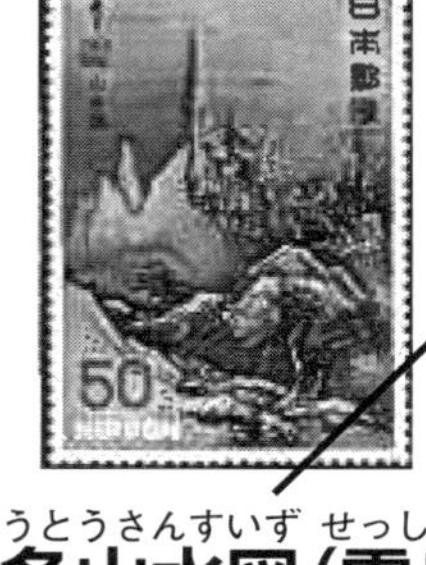

秋冬山水図《しゅうとうさんすいず》（雪舟《せっしゅう》）

＿＿＿＿＿時代

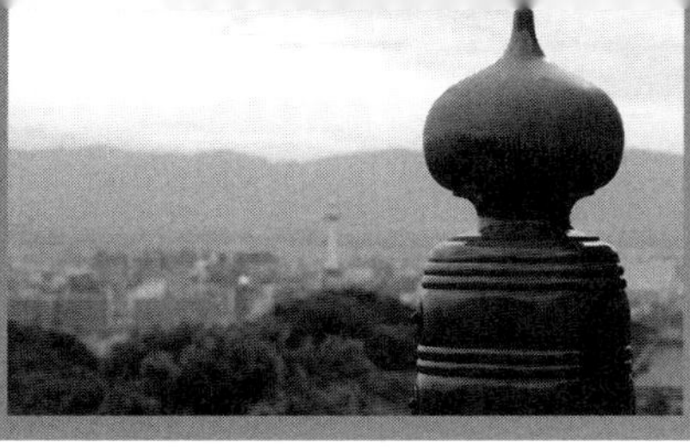

清水寺
擬宝珠越しの京都

3)

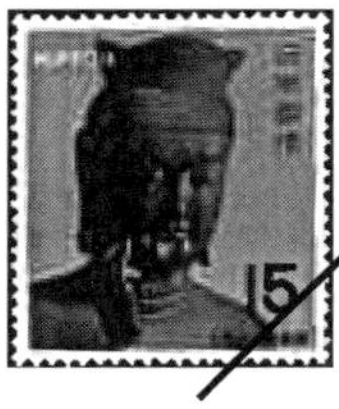

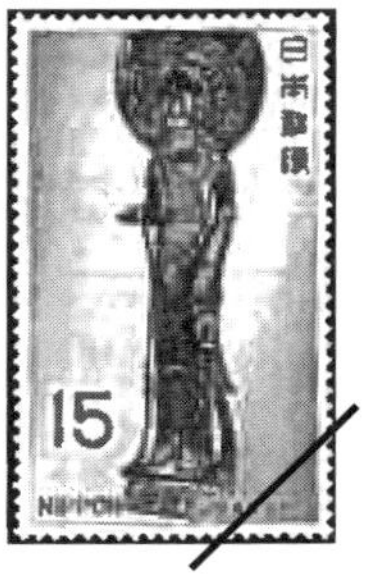

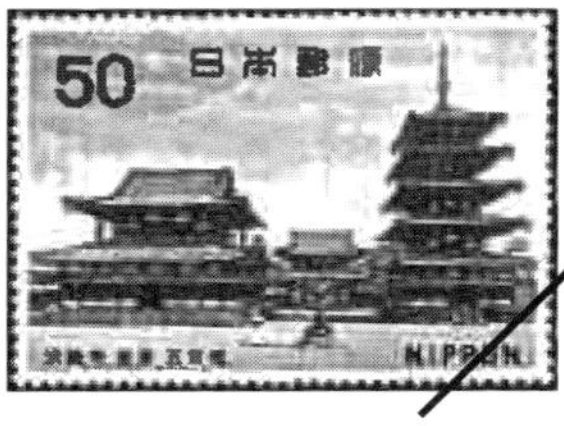

みろくぼさつ　くだらかんのん　法隆寺

__________ **時代**

4)

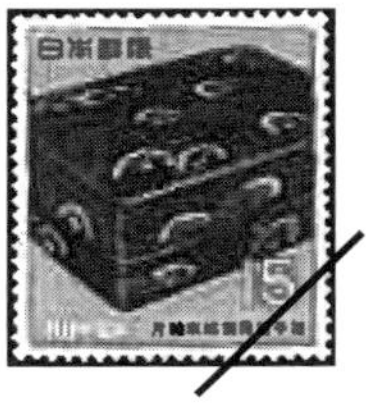

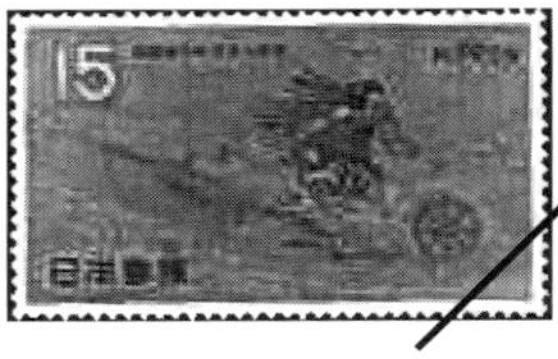

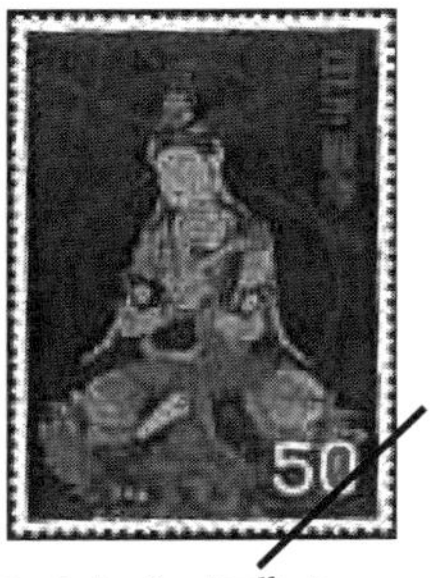

手箱《てばこ》　しぎさんえんぎ　ふけんぼさつ

__________ **時代**

5)

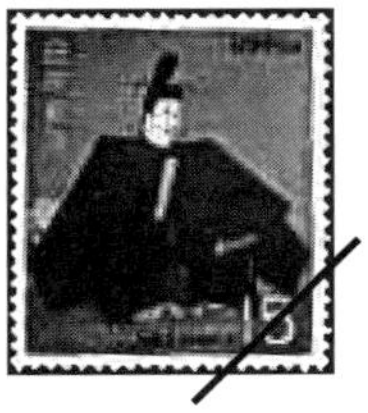

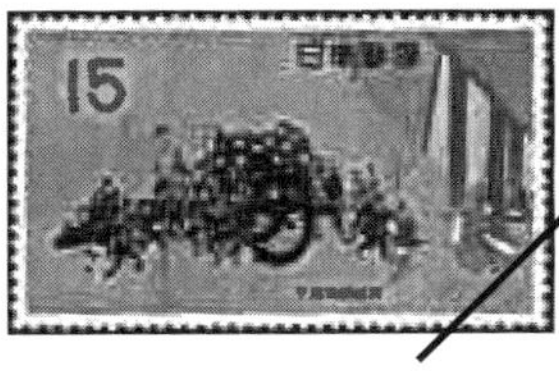

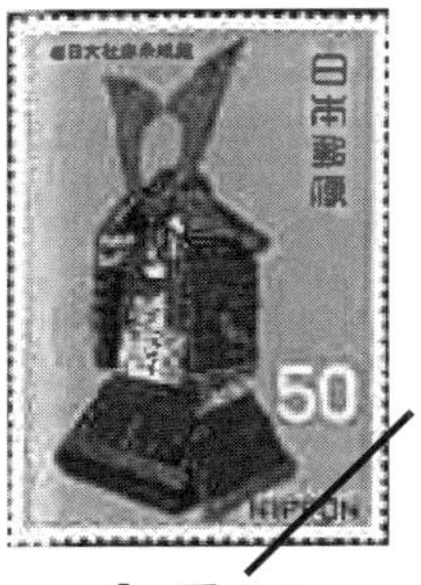

源頼朝像　平《へい》治《じ》物《もの》語《がたり》　よろい

__________ **時代**

選択肢

飛鳥　奈良　平安　鎌倉　室町

京都ゆかりの歴史・偉人たち

問題 ここで紹介するのは、京都にゆかりのある歴史上の偉人たちです。解説を参考にしながら、ひらがなで書いてある名前を、漢字で書いてみましょう。

1） **おだのぶなが** → ［　　　　］

戦国武将。重臣《じゅうしん》に謀反《むほん》を起こされ、本能寺で自害したとされている。

2） **せいしょうなごん** → ［　　　　］

女流作家であり、歌人。『枕草子』の著者。

3） **とよとみひでよし** → ［　　　　］

三英傑《さんえいけつ》のひとりに数えられる戦国武将。天下統一を果たす。

4） **さいちょう** → ［　　　　］

天台宗の開祖。比叡山延暦寺を建てる。

5） **こんどういさみ** → ［　　　　］

江戸時代末期の武士。新選組局長。

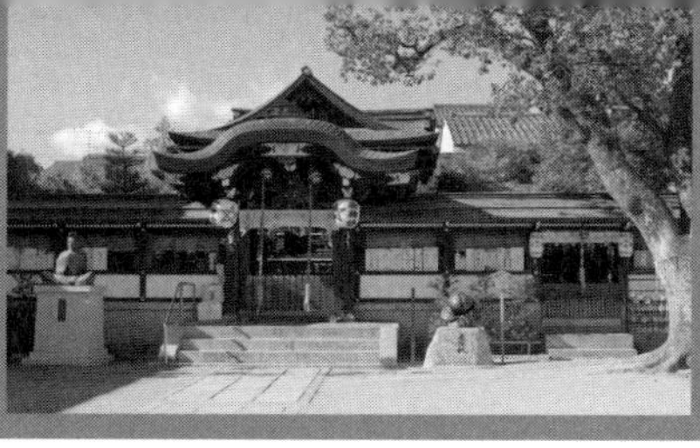

晴明神社
京都市上京区晴明町

6) **あけちみつひで** →

戦国武将。本能寺の変を起こし、主君を討った。

7) **あしかがたかうじ** →

鎌倉幕府を倒した。室町幕府初代の征夷大将軍《せいいたいしょうぐん》。

8) **かものちょうめい** →

平安時代から活躍した歌人・随筆家。文芸の祖『方丈記』の著者。

9) **えいさい** →

臨済宗の開祖。建仁寺を建てる。

10) **あしかがよしまさ** →

室町幕府第 8 代将軍。芸術に精通し、東山文化を築いた。

11) **あべのせいめい** →

平安時代の陰陽師。占術、呪術を操ったとされている。

12) **おののこまち** →

平安時代の女流歌人。その美貌は伝説的で、三大美女に数えられる。

日本文化発祥の地・
京都の偉人メモリアル
京都ゆかりの歴史・偉人たち

問題 ここで紹介するのは、京都にゆかりのある歴史上の偉人たちです。解説文を参考にしながら、ひらがなを漢字で書いてみましょう。

1） **かんむてんのう** →

第 50 代天皇。長岡《ながおか》京から平安京へ遷都した。

2） **せんのりきゅう** →

戦国時代、安土桃山時代の茶人。豊臣秀吉に切腹へと追い込まれた。

3） **たいらのきよもり** →

平安時代の武将。武士としてはじめて太政《だいじょう》大臣になる。

4） **ふじわらのみちなが** →

平安時代中期の公卿《こうしゃく》。左大臣にまで出世した。

5） **れんにょ** →

室町時代に活躍した浄土真宗の僧。本願寺中興《ちゅうこう》の祖とされている。

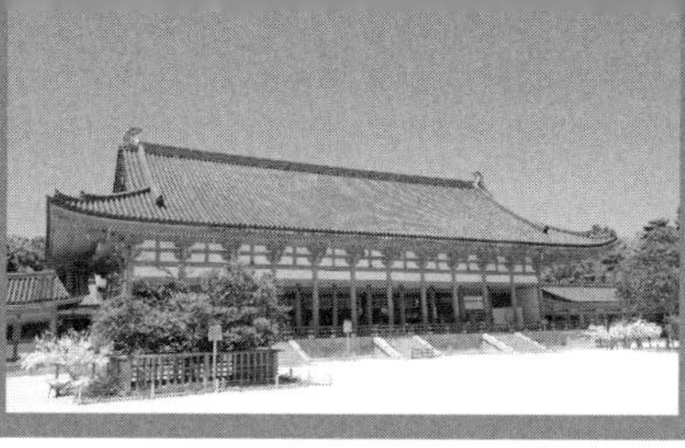

平安神宮・大極殿
京都市左京区岡崎西天王町

6) **よしだけんこう** →

鎌倉時代の歌人・随筆家。日本三大随筆の１つとされる『徒然草』の著者。

7) **いずみしきぶ** →

平安時代を代表する歌人。その名を冠した、物語風の日記を著す。

8) **ふじわらのさだいえ** →

鎌倉時代初期の公家・歌人。『小倉百人一首』の選者のひとり。

9) **しょうとくたいし** →

中央集権国家の確立に尽力した、飛鳥時代の皇族・政治家。日本に仏教を取り入れたことでも知られる。

10) **さかのうえのたむらまろ** →

平安時代の武官。朝廷より征夷大将軍に任ぜられる。

11) **すがわらみちざね** →

平安時代の貴族・漢詩人・政治家。学問の神「天神さん」としても愛されている。

12) **くうかい** →

平安時代初期の僧。弘法大師で知られる真言宗の開祖。真言密教を取り入れ、平安仏教への道筋を示した。

テストをすべて終えたらイキイキ度チェック

各章の最後にあった「脳イキイキ度テスト」（28 ページ、50 ページ、66 ページ）の結果を検証します！　解答ページ（82 － 87 ページ）を参照して、あなたの正解率は次のどれか、調べてください。

28、50、68 ページの合計 9 問中

9 問ぜんぶ正解したあなたは
脳のイキイキ度は、75％以上

6 問以上 8 問以下だったあなたは
脳のイキイキ度は、65％

3 問以上 5 問以下だったあなたは
脳のイキイキ度は、50％

2 問以下だったあなたは
脳のイキイキ度は、44％以下

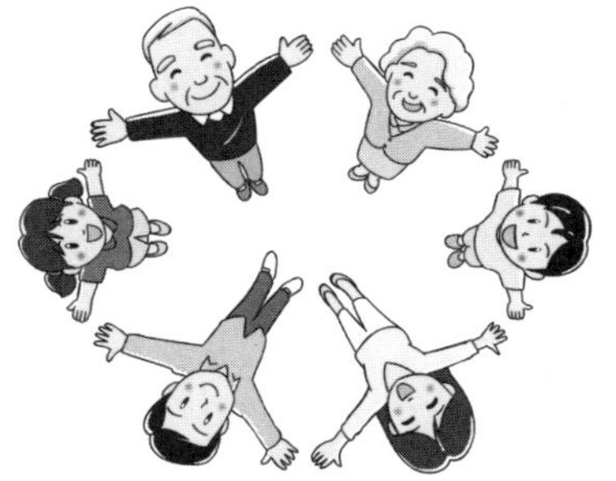

脳のイキイキ度指数

あなたの脳年齢を測定！

イキイキ度テストからわかる
あなたの脳年齢は、はたして何歳!?

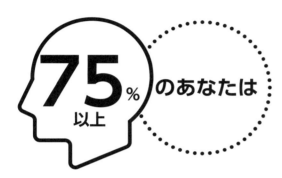

75%以上のあなたは

ズバリ！　あなたの脳年齢は**現役世代（20代）とほとんど変わりません**。あなたの脳は、使えば使うほどイキイキとする、まさに理想的な状態です。何か新しいことに挑戦して、さらに脳をバリバリに活性化させましょう！　鉄は熱いうちに打のが一番です！

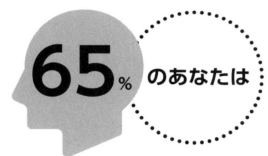

65%のあなたは

あなたの脳年齢は、**平均以上**。指数75％以上の人とは、わずかな差です。このわずかな差を埋めるために大切なのは、**油断しないこと。そして、あきらめないこと**。ますます積極的に頭を酷使して、頭脳明晰な一生現役をめざしましょう！　あなたならできます！

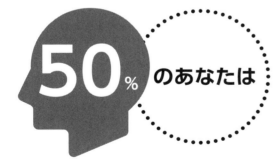

50%のあなたは

あなたの脳年齢は、平均指数にあります。ここから**上がるも、下がるも、あなた次第**。脳年齢を若返らせるポイントは、**面倒くさいことから逃げないこと**。生活面で面倒なこと、細かいことを嫌がらず、逃げずにやっていると、徐々に脳は必ず活発化します。

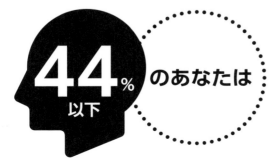

44%以下のあなたは

ズバリ！　あなたの脳の状態は、未開発のまま。**今は眠っているような状態**にあると言えます。このままでは、平均指数を超えることはできません。何か大きな目標を立てて、脳みそを酷使するような状況に**自分を追い込んで**みては、いかがでしょうか？

テストの解答例

※ドリルによっては、ほかに複数の答えがある場合もあります

●**10ページ　問題1**

３

慶長8年は、１６０３年。

●**11ページ　問題2**

４

天正19年は、１５９１年。

●**12ページ　問題1**

１００１体

千体千手観音の他、本尊の背後にもう1体ある。

●**12ページ　問題2**

３

仏像では、42手で「千手《せんじゅ》」を表わすのが通例。

●**13ページ　問題3**

３

百射は、１００本、千射は１０００本と、矢の数を決めて競うが、大矢数は、夕刻にはじめて、翌日の同刻まで、一昼夜かけて何本通るかを競った。

●**14ページ　問題1**

やちよ－山椒ちりめん
みかげ－八ッ橋
あおい－しば漬け

あおいは、なんでもいいと言うので、どれでも選ぶ可能性はある。しかし、やちよは、漬物が嫌いなので、八ッ橋か、山椒ちりめんのどちらかしか選ばない。みかげは、ご飯のおかずのようなものはいらないと言っているので、しば漬け、山椒ちりめんではなく、八ッ橋を選ぶ。すると、やちよは、山椒ちりめんを選び、残ったしば漬けをやちよが選ぶことになる。

●**15ページ　問題2**

２万５６８０円

１４５０円＋１万９７００円＝２万１１５０円。最後の買い物の３２００円＋１２３０円＋１００円＝４５３０円を足すと、合計で２万５６８０円となる。

バーの店主に返してもらった16万円は、おはなさんが貸していたお金。その16万円からつけにしていた４万７０００円を払ったので、ここではおはなさんの借金はない。またタクシー代の９７０円は、現金払いで、借金ではない。

●**16ページ　問題1**

２

●**17ページ　問題2**

１－かわゆか
２－かわどこ
３－かわどこ

呼び方の違いの由来は諸説あるが、先斗町の鴨川にある川床は、川の上に張り出してつくられていたため、最初は「高床《たかゆか》」と呼んでいた。その名残で「かわゆか」と呼ぶという説がある。また「床《ゆか》」、と呼んだり納涼《のうりょう》床《ゆか》とも呼ぶ。

●18ページ　問題1
マイケル
ジョージの撮った写真は、知恩院、フーバーの撮った写真は丸山公園。知恩院、丸山公園、八坂神社は隣接している。

●19ページ　問題2
葵祭－5月
祇園祭－7月
五山送り火－8月
時代祭－10月
葵祭は、下鴨神社（賀茂御祖神社）で毎年5月に行なわれる祭。
祇園祭は、八坂神社が主体となり、祇園の町で毎年7月いっぱい行なわれる祭礼。
五大送り火は、毎年8月16日に5つの山でかがり火をたき、お盆の精霊を送る祭。
時代祭は、毎年10月に平安神宮で行なわれる祭。

●20－21ページ　マップドリル

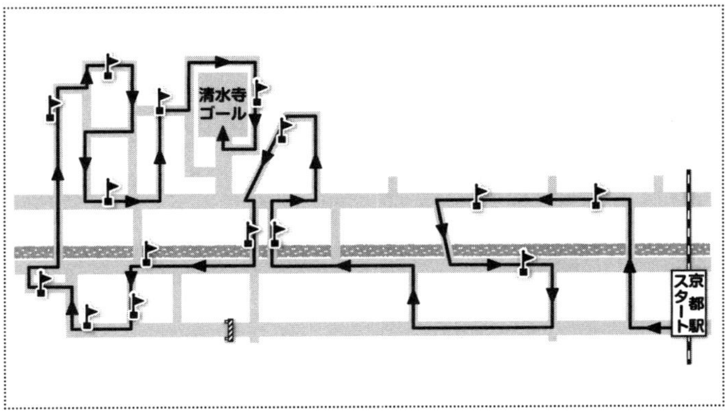

●22ページ　問題
3

●24－25ページ　問題
1－竹　2－三
3－四　4－仏
5－五
北から順に、丸太町《まるたちょう》通り、竹屋《たけや》町《ちょう》通り、夷川《えびすがわ》通り、二《に》条《じょう》通り、押小路《おしこうじ》通り、御池《おいけ》通り、姉小路《あねこうじ》通り、三《さん》条《じょう》通り、六角《ろっかく》通り、蛸薬《たこやく》師《し》通り、錦小路《にしきこうじ》通り、四《し》条《じょう》通り、綾小路《あやのこうじ》通り、仏《ぶっ》光寺《こうじ》通り、高辻《たかつじ》通り、松原《まつばら》通り、万寿寺《まんじゅじ》通り、となる。

●26ページ　問題1
3
「烏丸通四条下がる」とは、「烏丸通（南北）にあって、四条通（東西）に接したところを南に下がったところ」にあるという意味。

●27ページ　問題2
2
「四条通御幸町東入る」とは、「四条通（東西）にあって、御幸町通（南北）に接したところを東に入る」という意味。

●28ページ　問題
1－預金
2－市役所
3－音程

●30ページ　問題1
A－しい
B－えそらごと
C－はくしん　D－行使
E－懸念

●31ページ　問題2
A－かと　B－ぼんよう
C－飢餓　D－完璧
E－恐慌

●32－33ページ　マップドリル

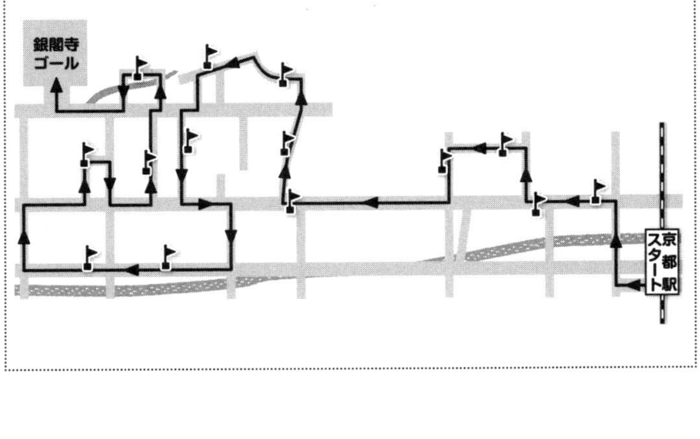

●34－35ページ　問題1

華道

室町時代に、家の中に「床の間」ができると、そこに花を活けて楽しむという「型」ができた。

●34－35ページ　問題2

香道

「聞き方」とは、「香りをかぐ」ことで、香道の型。香りの声を聞くというたとえ。

●36－37ページ　問題1

春－あじさい
夏－苔
秋－紅葉
冬－雪

●36－37ページ　問題2

1－最澄
2－比叡山
3－明治維新

●38－39ページ　問題1

聖徳太子《しょうとくたいし》

●38－39ページ　問題2

1－礼
2－院
建礼門院徳子

●40－41ページ　マップドリル

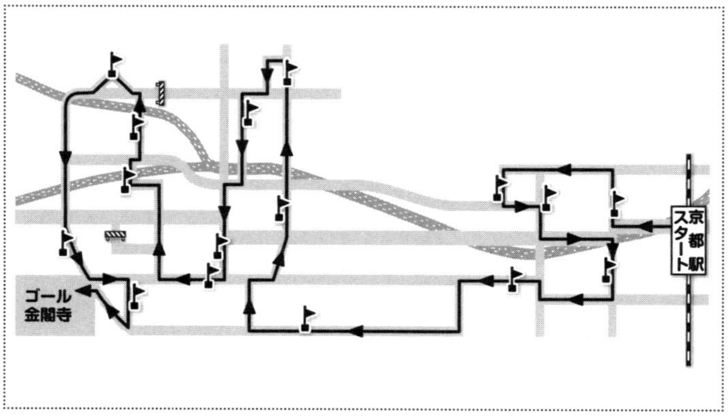

●42－43ページ　問題1

2

天皇が成人した後、相談役として、天皇に助言などをするのが関白で、決定権はない。

摂政は、天皇に代わって政務を行なう者で、決定権を持っている。

太政大臣は、公務を取り仕切る役所全般を管理する者。

太閤とは、摂政や関白だった者で、子供などにその職をゆずった者。

●42－43ページ　問題2

4

聖徳太子は、推古天皇に代わって政務を代行した摂政の役職をもつ。

●44－45ページ　問題

1－F
2－D
3－A
4－C
5－B
6－E
7－G

●46－47ページ　マップドリル

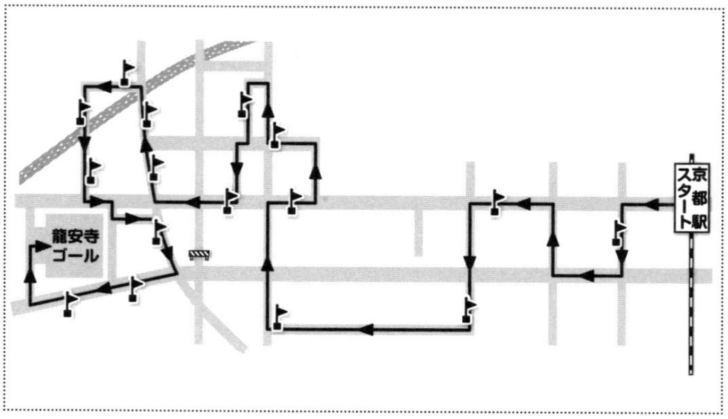

●48－49ページ　問題1

1－つばき油
2－つげぐし
3－あぶらとり紙
4－八ッ橋
5－金つば
6－ちりめん
7－しば漬け

つばき油は、椿《つばき》の実から採取した油を使った化粧品。

つげぐしは、頑丈なつげの木でつくられるため、歯こぼれすることなく、長く使用できる。

あぶらとり紙は、昔から舞妓さん必須のコスメ品だった。

八ッ橋は、琴を発展させた音楽家・八橋検校《やつはしけんぎょう》をしのんで、その名をとり、お菓子は琴の形に似せている。

金つばは、もともと銀つばと呼ばれていたが、江戸に伝わった時に、金のほうが景気が良いとして、今日の呼び名になった。

ちりめんは、さまざまな模様が美しい染め物で、着物の帯に使われると高価なものになる。

しば漬けは、すぐき、千枚漬けと並んで「京都でもっとも人気のある伝統漬物」の1つ。

●50ページ

A－6、4、1

B－3、2、4、5

C－5240

●52－53ページ　マップドリル

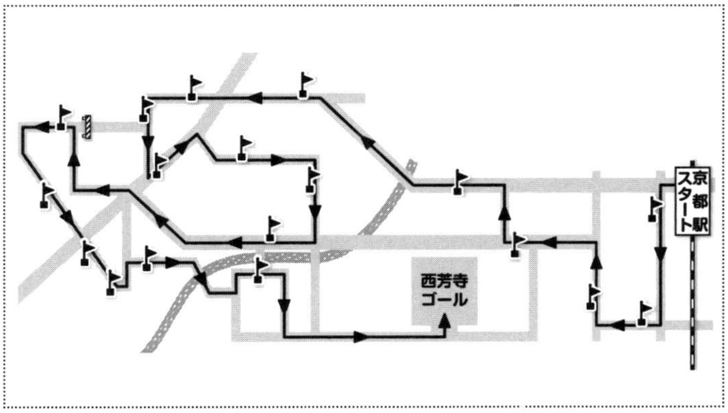

●54－55ページ　問題

1－C　2－D

3－A　4－B

5－E　6－G

7－F

●56－57ページ　問題1

4キロメートル

2時間で16キロメートル下るということは、30分では、2時間の4分の1なので、16÷4＝4。

●56－57ページ　問題2

1－C　2－A

3－B

●58－59ページ　問題1

1－C　2－B

3－A

●58－59ページ　問題2

A

お父さん＋お母さん＝1240円

男の子＋女の子＝620円

1240＋620＝1860円

●60－61ページ　問題1

1500円

4800÷3・2＝1500

●60－61ページ　問題2

C

文化庁の京都移転は、地方都市の活性化、地方文化の振興をめざすとともに、東京の一極集中を是正するため。これが成功すれば、他の中央省庁の地方移転も加速化される可能性があり、その意味で実験的な試みでもある。

●62－63ページ　マップドリル

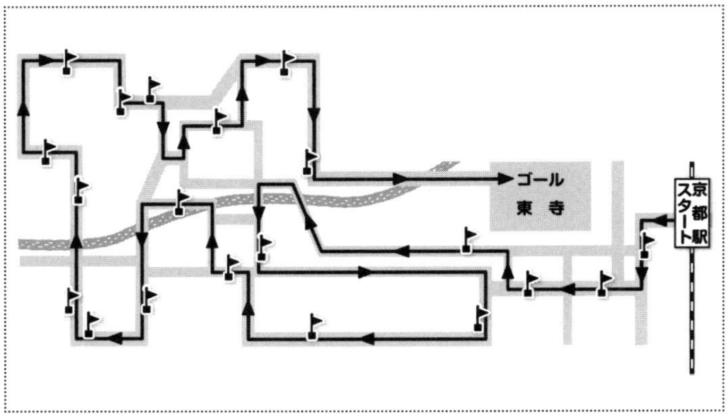

●64－65ページ　問題1

煎茶－**2**　玉露－**3**

抹茶－**1**

煎茶の70℃、玉露の50～60℃は、実際に計って入れるのは難しい。次のような方法を使うと便利。ポットに入れたお湯は、約90℃。ポットのお湯を一度、湯呑に入れると、約10℃下がり、80℃になる。さらに別の湯呑に入れ替えていけば、10℃ずつ下がっていく。煎茶や玉露は、こうすれば適温で飲むことができる。

●64－65ページ　問題2

3

三十三＋八＋十三＝五十四

●66ページ　問題

A－**9**　B－**1**

C－**4**

●68－69ページ　問題1

1－**聖護院**

2－**賀茂**

3－**聖護院**

4－**万願寺**

5－**鹿ケ谷**

6－**九条**

7－**堀川**

聖護院《しょうごいん》かぶ、賀茂《かも》なす、聖護院《しょうごいん》だいこん、万願寺《まんがんじ》とうがらし、鹿ケ谷《ししがたに》かぼちゃ、九条《くじょう》ねぎ、堀川ごぼう、となる。

●70－71ページ　問題

1－**京都**

京都で生産される焼物。京《きょう》焼《やき》、清水焼《きよみずやき》と呼ばれている。

2－**奈良**

能面。雅楽《ががく》などに使われる木彫りの面。

3－**京都**

西陣織《にしじんおり》。京都市西陣地区で盛んになった織物。

4－**奈良**

奈良筆《ならふで》。寺院での写経で、奈良墨《ならすみ》とともに重用されてきた。

5－**京都**

京友禅《きょうゆうぜん》。白い生地に鮮やかな模様を染める技法。

6－**京都**

京扇子《きょうせんす》。茶道、日本舞踊などの需要から生まれた。

7－**奈良**

高山茶《たかやまちゃ》せん。抹茶をたてる時に使用する茶道具。奈良県生駒市《いこまし》高山で受け継がれる伝統工芸。

●72－73ページ　問題

1－**かもわけいかづちじんじゃ**

2－**かもみおやじんじゃ**

3－**きょうおうごこくじ**

4－**きよみずでら**

5－**えんりゃくじ**

6－**だいごじ**

7－**にんなじ**

8－**びょうどういん**

9－**うじがみじんじゃ**

10－**こうざんじ**

11－**さいほうじ**

12－**てんりゅうじ**

13－**ろくおんじ**

14－**じしょうじ**

15－**りょうあんじ**

16－**ほんがんじ**

17－**にじょうじょう**

※87～88ページのコラムで、さらに詳しく解説。

●74－75ページ　問題

1－**奈良時代**

2－**室町時代**

3－**飛鳥時代**

4－**平安時代**

5－**鎌倉時代**

切手はすべて「第1次国宝シリーズ」のもの。

奈良時代の1の「あしゅら」は、奈良県の法隆寺所蔵の阿修羅像。「がっこうぶつ」は、奈良県東大寺にある月光仏立像。「吉祥天」は、奈良県の薬師寺が所蔵する薬師寺吉祥天像。

室町時代の2の「銀閣」は、京都の銀閣寺。「八角三重塔」は、長野県上田市にある寺院。「秋冬山水図」は、室町時代に活躍した水墨画家の雪舟の作品。

飛鳥時代の3の「みろくぼさつ」は、京都の広隆寺所蔵の弥勒菩薩半跏思惟像《はんかしいぞう》。「くだらかんのん」は、奈良県法隆寺所蔵の百済観音像。「法隆寺」は、奈良県にある日本最古の木造建築物。

平安時代の4の「手箱」は、蒔絵の名品で東京国立博物館所蔵。「しぎさんえんぎ」は、信貴山縁起と呼ばれる絵巻物。奈良県の朝護孫子寺《ちょうごそんしじ》が所蔵。「ふげんぼさつ」は、東京国立博物館所蔵の普賢菩薩像。

鎌倉時代の5の「源頼朝像」は、京都の神護寺所蔵の源頼朝と伝えられる肖像画。「平治物語」は、平治物語絵詞（絵を説明する文）で東京国立博物館所蔵。「よろい」は、奈良県の春日大社が所蔵する赤糸威鎧《あかいとおどしよろい》。

●**76－77ページ　問題**

1－**織田信長**
2－**清少納言**
3－**豊臣秀吉**
4－**最澄**
5－**近藤勇**
6－**明智光秀**
7－**足利尊氏**
8－**鴨長明**
9－**栄西**
10－**足利義政**
11－**安倍晴明**
12－**小野小町**

●**78－79ページ　問題**

1－**桓武天皇**
2－**千利休**
3－**平清盛**
4－**藤原道長**
5－**蓮如**
6－**吉田兼好**
7－**和泉式部**
8－**藤原定家**
9－**聖徳太子**
10－**坂上田村麻呂**
11－**菅原道真**
12－**空海**

●京都の世界文化遺産リスト

賀茂《かも》別雷《わけいかづち》神社《じんじゃ》 **(上賀茂神社《かみがもじんじゃ》)**	豪族・賀茂氏を氏神とした神社。社殿は本殿など2棟が国宝、34棟が重要文化財、緑豊かで広大な敷地の境内は史跡に指定されている。
賀茂御祖神社《かもみおやじんじゃ》 **(下鴨神社《しもがもじんじゃ》)**	楼門、舞殿、神服殿、四脚中門などの31棟が重要文化財、本殿2棟は国宝に指定されている。境内は史跡に指定されている糺の森、御手洗川、みたらし池がある。
教王護国寺《きょうおうごこくじ》	一般的には東寺、他に正式名として金光明《こんこうみょう》四天王教王護国寺秘密伝法院などがある。平安建都の時につくられ、後に空海が賜る。五重塔は国宝で、高さ55メートルほどの日本最高の塔。講堂は重要文化財、金堂、大師堂、蓮花門《れんげもん》、観智院《かんちいん》は国宝に指定されている。
清水寺《きよみずでら》	奈良時代に開山。平安建都以後、「清水の観音」として崇敬されてきた。仁王門、西門、三重塔はいずれも重要文化財。断崖の上にせりだした本堂は国宝。あわせて15の堂塔は、いずれも重要文化財に指定されている。
延暦寺《えんりゃくじ》	延暦7年（788年）、標高848メートルの比叡山に伝教大師・最澄が根本中堂を建立。以来、天台密教の拠点となり、現在に至る。根本中堂は国宝、大講堂は重要文化財。美術工芸品など、10の国宝、50以上の重要文化財がある。なお、戦国時代には、織田信長による焼き討ちにあっている。
醍醐寺《だいごじ》	空海の孫弟子である聖宝《しょうぼう》が醍醐山上に草庵を営んだのが始まり。五重塔は国宝で、府内最古の木造建築物。三宝院の葵の間、秋草の間、勅使の間などは重要文化財、表書院は国宝に指定されている。毎年4月の第2日曜日は、豊臣秀吉が催した「醍醐の花見」にちなみ、「豊太閤花見行列」が行なわれる。

仁和寺《にんなじ》

宇多天皇が仁和4年（888年）に創建。『徒然草』『方丈記』などの古典にも登場する有名な寺院で、皇室とのゆかりも深い。朱塗りの中門は重要文化財。旧皇居の正殿を移建改築した金堂は国宝。五重塔、観音堂は重要文化財。

平等院《びょうどういん》

宇多天皇の孫にあたる源《みなもとの》重信《しげのぶ》の別荘を藤原道長が譲り受け、その子頼通が永承7年（1052年）、寺院にあらためた。鳳凰堂は国宝で、仏師・定朝作の阿弥陀如来像が安置。他にも、壁扉画や日本三名鐘の1つ、梵鐘などの国宝がある。庭園は史跡、名勝に指定されている。

宇治上神社《うじがみじんじゃ》

宇治川の東岸、朝日山の山裾にある神社。応神天皇、仁徳天皇などをまつる。本殿は日本最古の神社建築。この拝殿、本殿は国宝。

高山寺《こうざんじ》

13世紀初頭に、明恵《みょうえ》上人が再建した寺院。境内は国の史跡に指定され、紅葉の名所としても有名。また国宝の『鳥獣人物戯画』など、重要な美術工芸品を多く所有していることでも知られている。

西芳寺《さいほうじ》

奈良時代の行基《ぎょうき》菩薩の開創と伝えられる禅寺。120種類ほどの苔が境内を覆いつくしているため、苔寺とも呼ばれる。庭園は史跡・特別名勝に指定。庭園にある茶室の湘南亭は、重要文化財。

天龍寺《てんりゅうじ》

暦応《りゃくおう》2年(1339年)、足利尊氏が後醍醐天皇の菩提を弔うため、大覚寺統《だいかくじとう》の離宮であった亀山殿を寺にあらためた。京都五山の一位の禅寺で、方丈裏の庭園は史跡・特別名勝。池泉回遊式庭園も有名。

鹿苑寺《ろくおんじ》
(金閣寺《きんかくじ》)

北山文化の象徴的な建造物。応永4年（1397年）、足利義満が「北山殿」と呼ぶ別邸をおいたのが始まり。鏡湖池《きょうこち》に面した三層の楼閣は、二層と三層に金箔をはられ、室町期の楼閣建築代表的存在。庭園は特別史跡、特別名勝に指定。

慈照寺《じしょうじ》
(銀閣寺《ぎんかくじ》)

足利義政が文明14年（1482年）に開いた山荘。東山文化の代表的な存在で、金閣と飛雲閣《ひうんかく》とあわせて京の三閣と呼ばれる。足利義政はこの場所を中心に室町文化の保護者となった。銀閣はもちろん、日本最古の書院造りである東求堂も国宝に指定されている。 庭園は特別史跡・特別名勝に指定。

龍安寺《りょうあんじ》

細川勝元《ほそかわかつもと》が宝徳《ほうとく》2年（1450年）、徳大寺実能《とくだいじさねよし》の別荘を譲り受けて創建した寺。史跡・特別名勝に指定された枯山水庭園は、石庭として有名。東西30メートル、南北10メートルもある白砂の庭に、大小あわせて15個の石が配置されている。

本願寺《ほんがんじ》
(西本願寺《にしほんがんじ》)

堀川通に面した浄土真宗本願寺派の総本山。境内にある史跡、御影堂門、阿弥陀堂門は重要文化財。能舞台として日本最古の北能舞台、御影堂、阿弥陀堂、唐門、書院、黒書院、飛雲閣はすべて国宝。

二条城《にじょうじょう》

慶長8年（1603年）、徳川家康が京の宿として落成した城。家康と豊臣秀頼の会見場所としても有名で、幕末の慶応3年（1867年）、第15代将軍・慶喜はここで大政奉還を行なった。本丸御殿などが重要文化財に、二之丸御殿は国宝に指定されている。

ぬり絵で脳トレ

京都の四季の絵はがき

ぬり絵は、今、さまざまな分野で再評価され、脳のトレーニング、心身のリフレッシュ効果に注目が集まっています。この「ぬり絵コーナー」では、四季折々の季節感豊かな「京都の風景４点」をご用意しました。90～91ページのカラーの見本は、あくまでも参考。もちろん、別の色を使い、違うぬり方をしてかまいません。ご自分の好きな色で、大切な作品となるぬり絵を描いてみましょう。

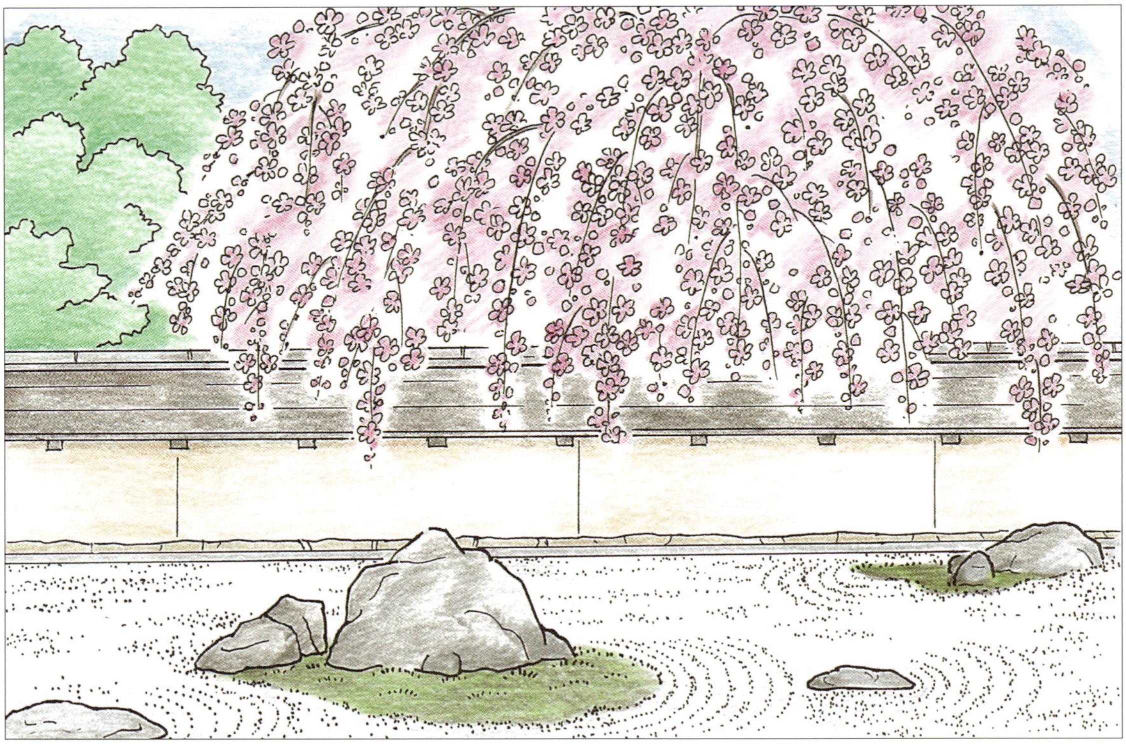

春・龍安寺

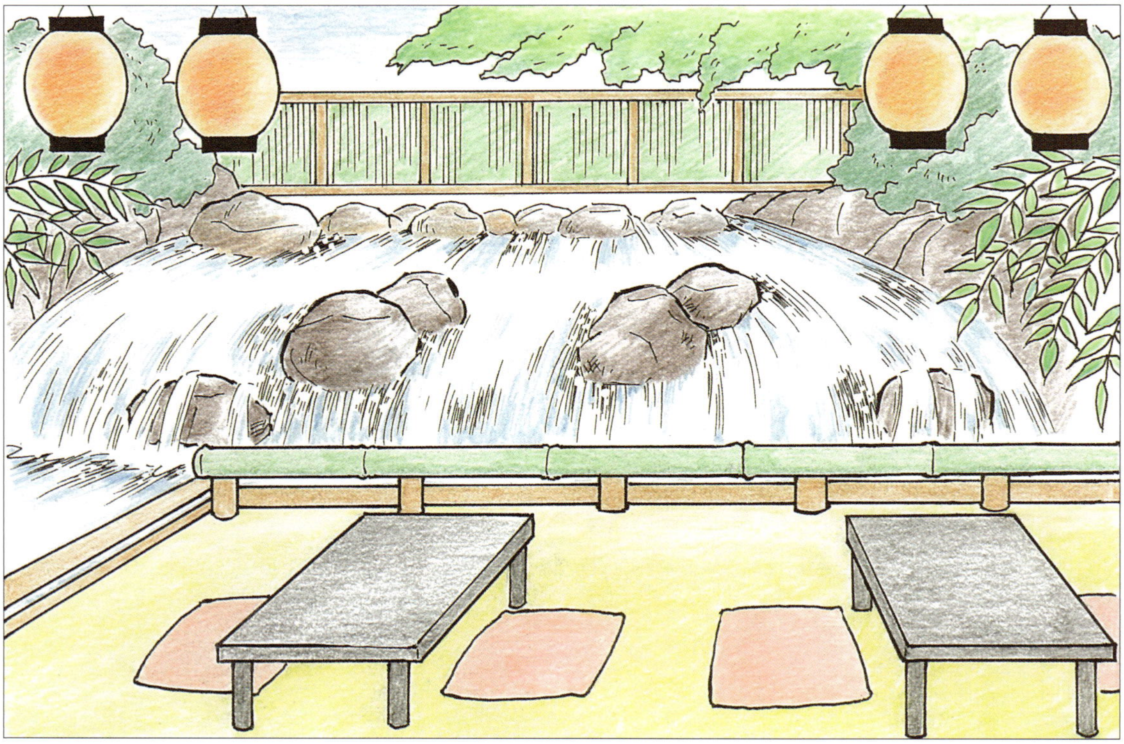

夏・貴船の川床

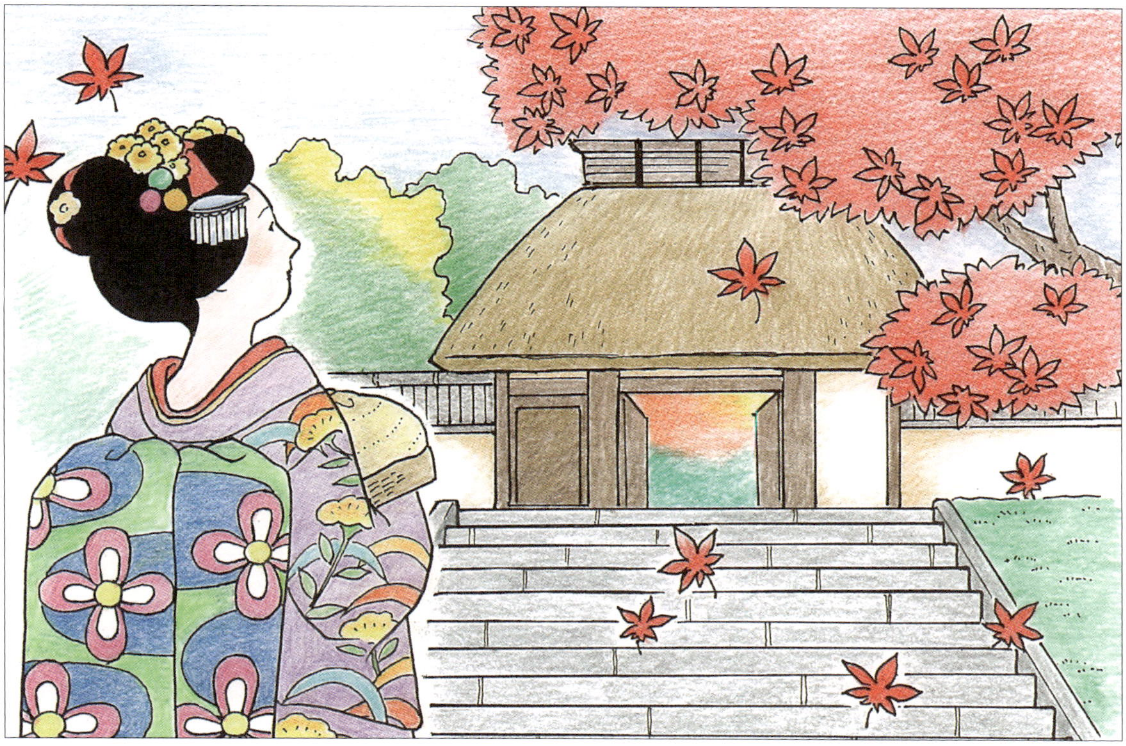

秋・住蓮山安楽寺

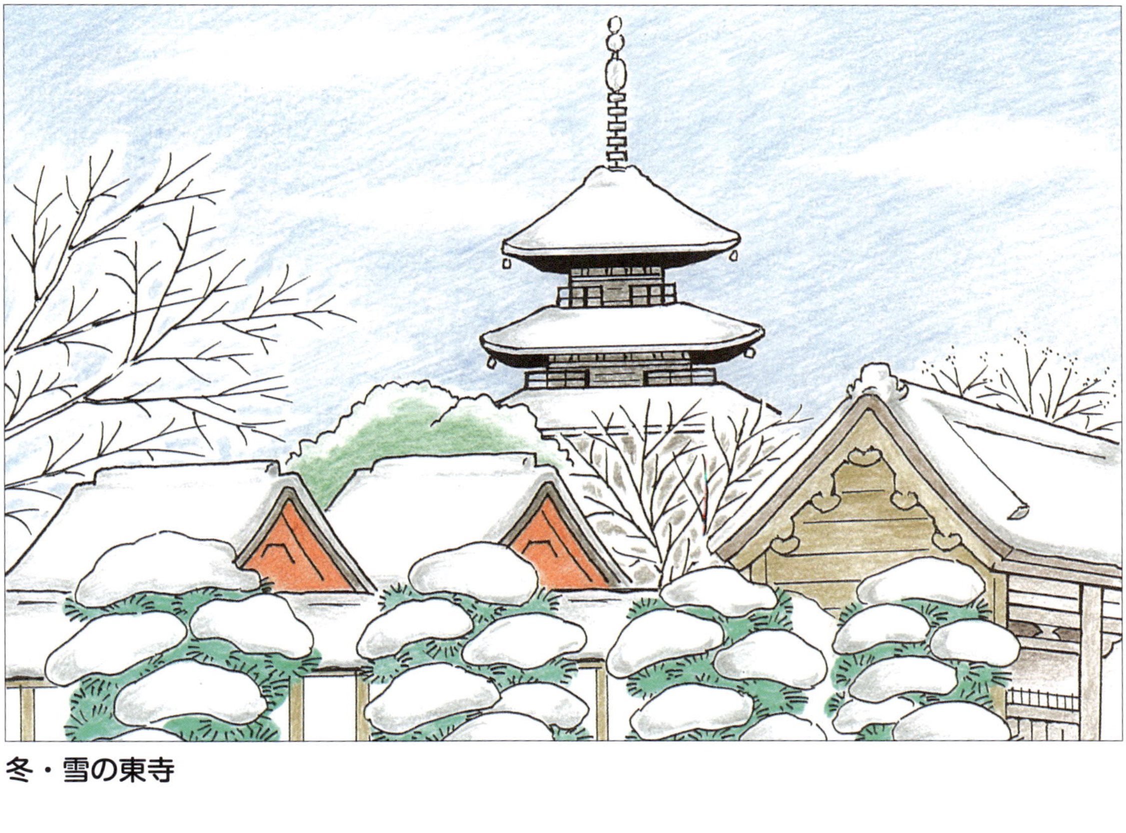

冬・雪の東寺

絵葉書ぬり絵の「ぬり方」

ぬり絵を脳のトレーニングとして行なう場合、色やぬり方にこだわらないのが、ひとつのポイントとなります。90 ～ 91 ページでご紹介したカラーの見本も、あくまで参考として掲載するものです。見本通りの色を使ったり、同じぬり方をする必要はまったくありません。

どうか自由に、ご自分の好きな色で、好きな「ぬり方」でを楽しんでください。使う画材は、本書の紙質から考えて、**色鉛筆が最も適しています。絵の具、サインペンなどは裏うつりする場合もありますので、ご注意ください。**

なお、ご用意した４つの絵葉書は、「龍安寺」は春、「貴船の川床」は夏、「住蓮山安楽寺」は秋、「東寺」は冬と、それぞれ京都の四季をイメージしたものです。もちろん、違う季節をイメージして、別の色を使ってぬっていただいても、かまいません。自由な発想で、楽しんでください。

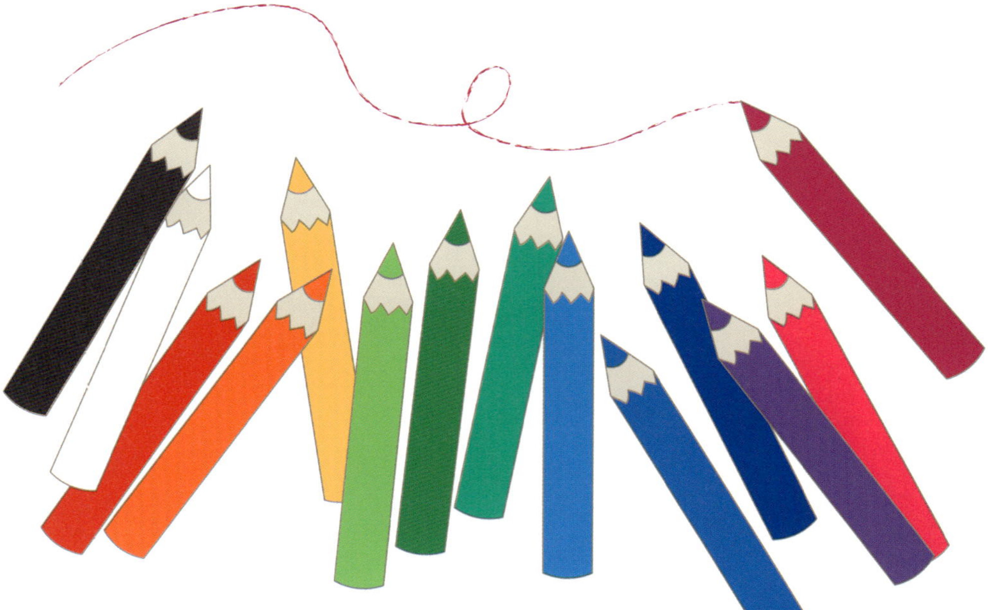

POST CARD

切手を
お貼り
ください

POST CARD

切手を
お貼り
ください

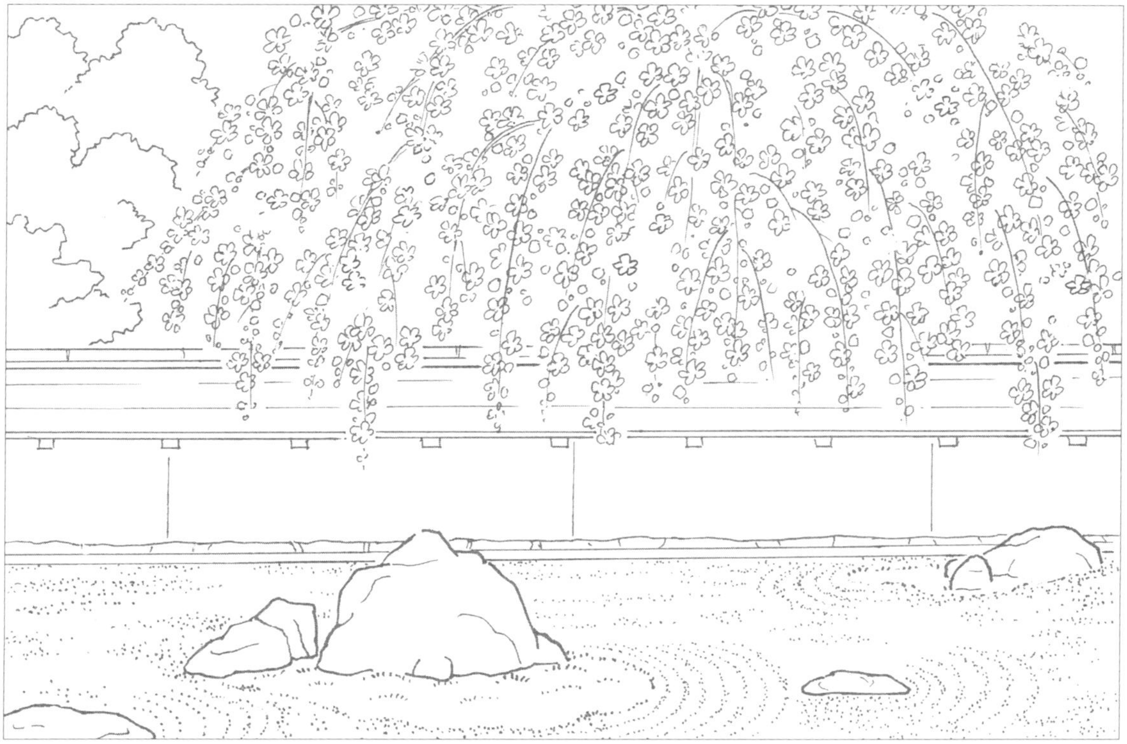

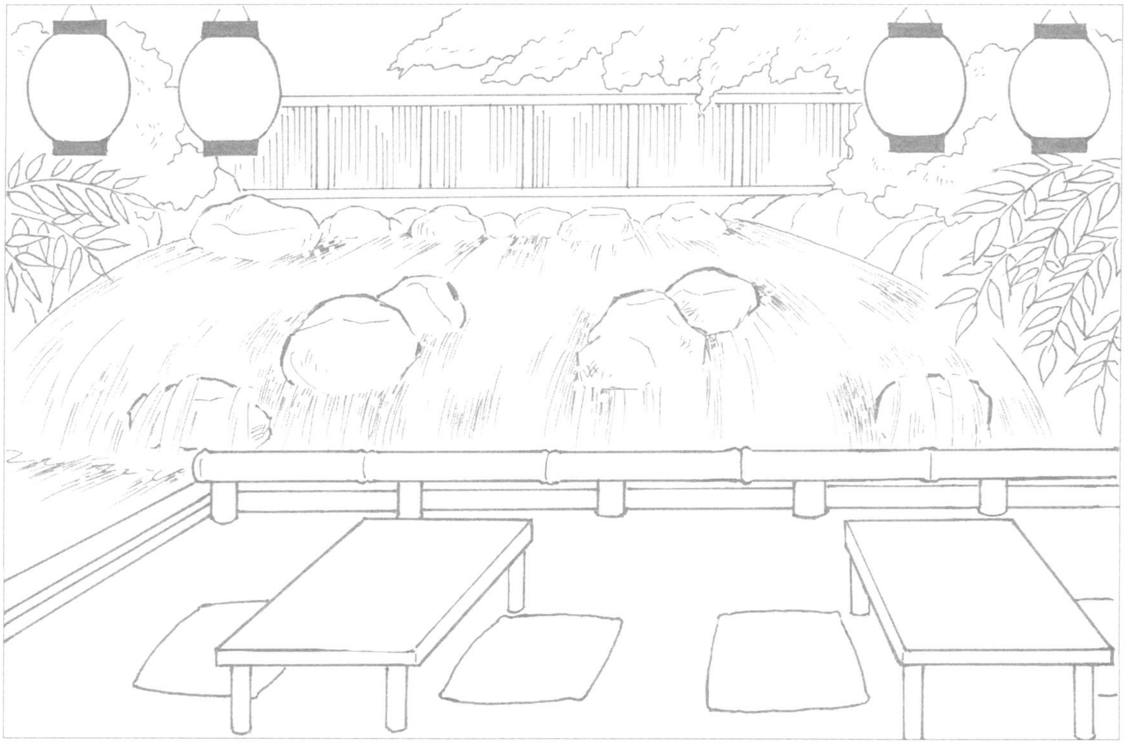

POST CARD

切手をお貼りください

POST CARD

切手をお貼りください

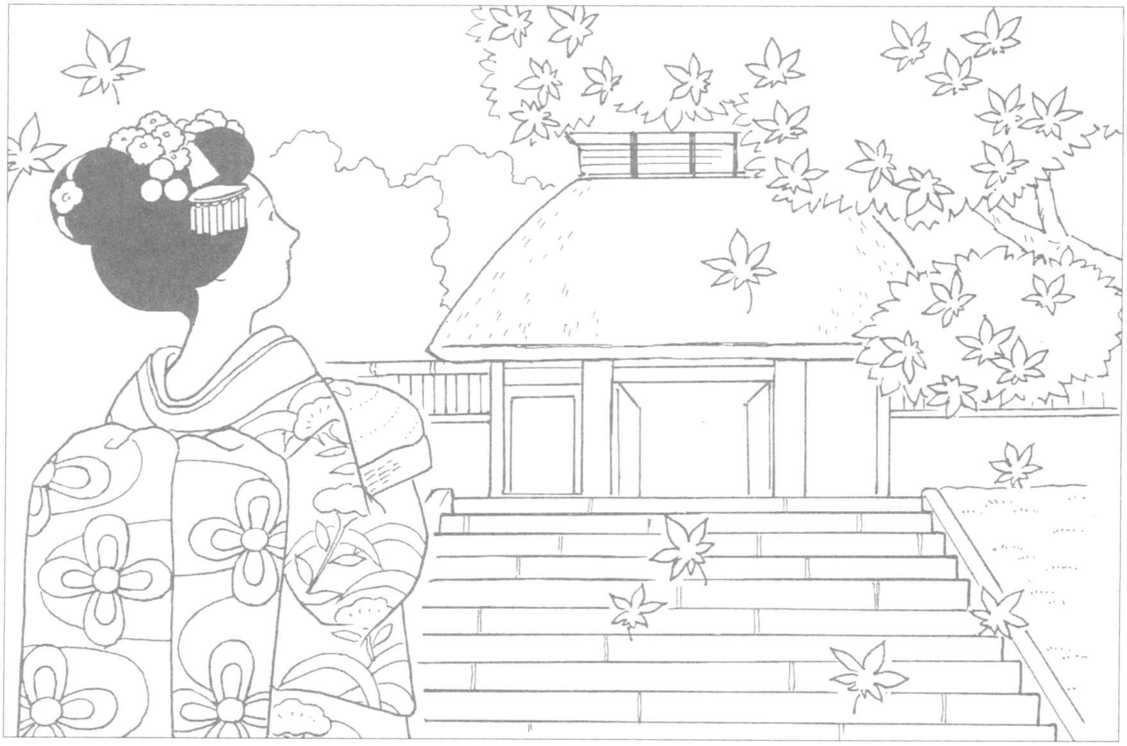

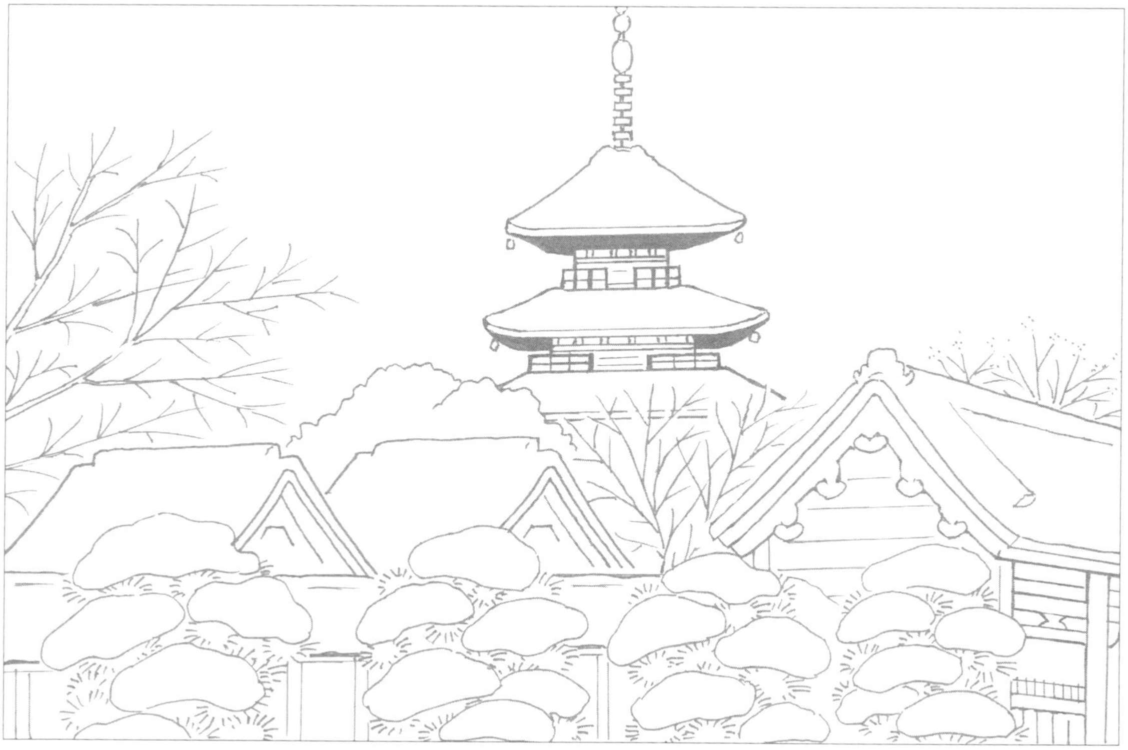